Narrative Therapy
An Introduction for Counsellors
(second edition)

叙事疗法

[英] 马丁·佩恩（Martin Payne）◎著

曾立芳◎译

中国轻工业出版社

图书在版编目(CIP)数据

叙事疗法/（英）佩恩（Payne, M.）著；曾立芳译. —
北京：中国轻工业出版社，2012.4（2025.9重印）
ISBN 978-7-5019-8586-9

Ⅰ.①叙… Ⅱ.①佩… ②曾… Ⅲ.①精神疗法
Ⅳ.①R749.055

中国版本图书馆CIP数据核字（2011）第264628号

版权声明

English language edition published by SAGE Publications of London, Thousand Oaks, New Delhi and Singapore, © Martin Payne, 2006

保留所有权利。未经中国轻工业出版社书面授权，任何人不得以任何方式（包括但不限于电子、机械、手工或其他尚未被发明或应用的技术手段）复印、拍照、扫描、录音、朗读、存储、发表本书中任何部分或本书全部内容（包括但不限于光盘、音频、视频等）。中国轻工业出版社未授权任何机构提供源自本书内容的电子文件阅览、收听或下载服务。如有此类非法行为，查实必究。

责任编辑：孙蔚雯　　　责任终审：杜文勇
策划编辑：孙蔚雯　　　责任校对：刘志颖　　　责任监印：吴维斌

出版发行：中国轻工业出版社（北京鲁谷东街5号，邮编：100040）
印　　刷：三河市鑫金马印装有限公司
经　　销：各地新华书店
版　　次：2025年9月第1版第9次印刷
开　　本：710×1000　1/16　印张：16
字　　数：162千字
书　　号：ISBN 978-7-5019-8586-9　定价：32.00元

读者热线：010-65181109
发行电话：010-85119832　010-85119912
网　　址：http://www.chlip.com.cn　http://www.wqedu.com
电子信箱：1012305542@qq.com

版权所有　侵权必究
如发现图书残缺请拨打读者热线联系调换

251655J6C109ZYW

译者序

这本《叙事疗法》终于要和大陆的读者见面了！

作为一个台湾地区的自由执业治疗师，我有幸透过吴熙琄老师，接受了轻工业出版社"万千心理"的邀请翻译此书。翻译这本书的过程也是对我过去8年多来学习叙事治疗的过程的一次梳理。

身为后现代主义三大治疗学派之一的叙事治疗，不仅适合从事助人工作的专业人员，那些想要提升生活及人际关系质量的普通大众也将从中受益。治疗界的前辈们常说，"将学到的治疗技术用在自己的亲友身上是一大禁忌"，但叙事治疗是个例外。原因是叙事治疗有别于传统心理治疗学派中的专家导向风格。叙事治疗师会站在一个"去中心化，但具有影响力"的位置，怀揣着好奇心，通过聆听去帮助身处于多元、复杂且在不断变动的当代世界中的人们重新建构生命故事，发掘对于生活的渴望，并且找到自己面对生命处境的方式。如果你是一个喜欢贴近人们的生命经验，愿意帮助人们获得力量以面对生命挑战的治疗师，那么叙事治疗就是一种值得你去钻研的治疗流派，当中的理念、精神和问话方式都会给治疗师提供明晰的指引。如果你是一个想要拓展生命视野和关系的可能性的普通大众，叙事治疗也能为你提供另一种贴近你自己和关系的态度和方式。学习叙事治疗的历程，几乎就是一种自我修炼的历程。

称叙事治疗为自我修炼，缘于我这几年来的体会。在这条成为治疗师的道路上行走了十年，我深深地觉得，心理治疗是一种人与人之间深度接触的艺术。一个"好"的治疗师除了要有纯熟的"治疗理念和技术"之外，还要对个人生命经验有深刻的反思和对"人"的热情。这是保证在专业内外与人的接触质量的重要环节。在叙事治疗的理念中，就是要对人们的经验保持"好奇"，不假设自己"已知"人们的经验内涵；去理解人们

II 叙事疗法

在面对生命中的挑战和困难时，如何以其"局部"的知识和资源，不断寻求突破。这样对于不同生命经验的"品味"说来容易，而随着时间的推移和你经验的积累，其中信念（比如，人不等于问题，问题才是问题）丰富的内涵总是能让你产生不同的体会。

我在这十年间研读、学习各种治疗理论时体会到，所有治疗学派的发展都是先从治疗师的个人生命经验出发，发展出对人的理解和人为何遭遇困境的假设，之后才会发展出治疗技术。叙事治疗也不例外。叙事治疗发展中的重要人物迈克尔·怀特最初是位医疗社工，后受到诠释学、后现代主义、社会建构论和文化人类学等思潮的影响，深刻反省了人们自我认同的社会建构过程。他认为，人们在面对生命挑战时，其丰富的经验内涵往往被"抑郁症"、"精神分裂症"这样简单的几个字所取代。这样的标签除了束缚了人们的生命经验，同时也限制了人们的自我认同，其影响之深远无需赘言。带着"解构"和"重新建构"生命故事和自我认同的精神，叙事治疗从中诞生。

叙事治疗地图和问话技术是迈克尔·怀特后期为了方便人们学习，而从自己多年的实践工作经验中整理出来的。我今年在澳大利亚杜尔威奇中心参加训练课程时深刻感觉到，如果抱持学习"技术"的心态，将无法学到叙事治疗的精髓。因为在所有问话技术的背后，是我们面对生命的态度和对于生命的渴望。叙事治疗的发展过程是从这样的精神出发，而后整理出"外化"、"生命故事改写"、"见证"和"重新入会"等与人们对话的方法，因此后人则是必须从这些对话的"技术"开始顺藤摸瓜，去体会叙事治疗的精神。

本书的作者马丁·佩恩是英国独立执业的治疗师，他起初接受的训练是个人中心取向的，之后受到迈克尔·怀特和大卫·艾普斯顿的启发，开始从事叙事治疗的临床实践和训练工作。本书集结他多年来工作经验的精髓，从叙事治疗与其他治疗学派的相似、相异处开始，探讨了叙事治疗的理念（包括后现代主义、后结构主义和社会建构论），以及如何通过外化、解构、支线故事、特殊意义事件、行动蓝图、意义蓝图和运用治疗文件等方式，协助来访者拓展并深化对于问题和生命的视野。作者还用两个章节特别说明了叙事治疗在抑郁症、创伤和伴侣治疗中的运用。作者以其在实践中的治疗对话为例，协助读者进一步了解叙事治疗的进行方式。对于第一次接触叙事治疗的读者而言，这是一本浅显易懂的入门书籍；而已经学习叙事治疗一段时间的读者也将通过作者所提供的理论和实际案例，深化并拓展对于叙事治疗的认识。

这两年，我随着熙珺老师在大陆进行叙事治疗的推广，在接触治疗师和学员的过程中，我常觉得有许多丰富的生命故事等着被发现。学员常问我，有没有参考书可以推介，使他们在培训后可以继续学习叙事治疗。因此，我很高兴能通过翻译这本书，将叙事治疗介绍给更多的大陆读者。在此，要感谢"万千心理"的孙蔚雯小姐和参与编辑、校对的所有工作人员。开始接下这本书的翻译工作时，我就曾担心两岸语言词汇有差异，可能无法贴切地将本书的内涵介绍给大家。因此本书的翻译也许仍有不尽理想之处，但希望不致影响阅读者对于叙事治疗的体会。希望有缘阅读此书的人，也能和我一样，从中受益。

立芳
2011年岁末谨志于台北

推 荐 序

这是一本重要且引人入胜的著作。马丁·佩恩（Martin Payne）是英国的执业咨询师。他早期主要受个人中心疗法的专业训练，核心理念包含个体、自我实现、一致、接受和同理心，随后受到迈克尔·怀特（Michael White）和大卫·艾普斯顿（David Epston）所创立的叙事疗法影响。本书描述了他如何吸收叙事疗法的理念并将其整合至专业工作中，同时也传达了他的世界观。作者详尽地告诉我们他如何在实践中发展叙事疗法，并且以一种积极的创造力，主动、全然地投入生命。在本书的最后，作者也谈及他对于迈克尔·怀特在道德及哲学层次部分理念的纠结态度，这使其不同于时下大部分的咨询专业书籍，而是一本真诚而重要的著作。在本书中，你既可以看到对叙事疗法的赞同，也可以看到质疑其治疗效果的想法。马丁·佩恩详尽地描述了叙事疗法的本质以及所引起的争议。为了回应来访者所求助的问题，他以支持性的、目的明确且能够很好地为来访者所接受的方法运用了叙事疗法。同时，这样的治疗师与当代大部分的咨询师和心理治疗师抱持的哲学及介入策略截然不同。就某个层次而言，这样的差异可以被视为咨询技术和介入策略的创新（例如，写信给来访者）。然而，一如马丁·佩恩所清楚了解到的，就另一个层次而言，写信和其他叙事疗法的咨询技术不仅反映着咨询师所能运用的咨询技术，更显示了对于心理咨询的另一种理解——心理治疗是什么，应该怎样做。笔者个人的看法是，叙事疗法是"后心理学的"，它弥补了传统心理学的不足之处，也就是肯尼斯·格根（Kenneth Gergen）所谓的"语言的有限性"，同时也让我们得以重新思考集体、社区形式的生活方式给个人生命及关系带来的可能的侵蚀。马丁·佩恩也清晰地阐述了如何通过咨询过程,重新建构更具文化性和社会性的意象。

约翰·麦克劳德(John McLeod)

谨志于阿伯泰邓迪大学

再版序

　　7年前我完成了本书第一版的撰写。其间，我在世界各地参加了多次年会，特别是叙事疗法重要的共同创始人迈克尔·怀特的工作坊。愈来愈多的咨询师在实践中运用叙事疗法，并且出版相关书籍。也有更多国家进行着相关训练课程。我认为这是一门仍在持续发展中的学问。然而，在我看来，这种疗法尚未在咨询文化中获得广泛认可。当然，我的观点可能并不全面，但至少在英国，个体咨询与家庭治疗在这方面就有很大差异。许多受家庭治疗训练的治疗师在进行个体、伴侣和家庭咨询时运用了叙事疗法，但我所认识的大部分个体咨询师对于叙事疗法的理念并不了解。本书的初版就是为了要弥补这样的鸿沟；尽管在有关家庭治疗的刊物中登载了许多这方面的论文——这是相当可喜的现象，但在咨询类刊物中，关于叙事疗法的文章却寥寥无几，实在令人遗憾。

　　本书的再版持续尝试将叙事疗法与咨询实践结合，我仍希望能给家庭治疗师提供此疗法最新的概述及技术应用。虽然此书的章节编排与初版基本相同（只增加了一个新的章节），但内文却做了许多变动。重新编写提升了本书的清晰度，初版中的许多实例也在本书中做了改动（有些现在看来并不是好的案例选择）；有些现在看来过于冗长或简略的段落也得以在第二版中被缩减或丰富；我也引用了叙事疗法近期的发展和其他叙事治疗师的不少看法，但仍以迈克尔·怀特在理论和实践上的发展作为核心。

导　言

　　几年前，我接受了个人中心疗法的训练课程，当中包含对于不同的个体咨询心理学取向的广泛介绍。我也因为我的伙伴玛丽·威尔金森（Mary Wilkinson）在另一机构研习系统疗法，而非正式地学习了家庭治疗。我在阅读参考文献时讶异于这两个取向竟然极少有交集，对当时的我而言，家庭治疗的理念是令人兴奋而刺激的。我特别喜欢当中在厘清问题和进行咨询的过程中，将个人的家庭和社会背景纳入考量。我开始思考家庭治疗这样的理念是否同样适用于个体治疗情境。

　　有一天，我偶然间翻阅了玛丽的一本书，它由一位我从未听过的家庭治疗师所撰写。当中描述了治疗师与一个12岁的男孩约翰及其父母的咨询过程：

　　　　约翰突然间非常惊讶："这是我第一次清楚地找到击败恐惧的方法。"（虽然过去旁人曾在不同情境下，多次以不同的方式鼓励他停止强迫性行为。）他现在"知道"解决之道是停止给"恐惧"这个朋友补充力量。这个小男孩和他的母亲开始因为解脱而哭泣。约翰用手遮住眼睛，并且陷入一阵沉默，我询问他在想什么，他回答他担心我认为他在哭泣。我回应道："如果你内心在哭泣，而外在又表现得好像你没在哭，那你的力量就会被削弱。"（White，1989）

　　我因为这段案例描述中所蕴涵的情感而感到震惊，同时也感动于治疗师在男孩因哭泣而产生羞愧时，所提供的敏感而细致的回应。在阅读这本书时，另一个段落也深深吸引了我，即使现在再提到这一段，我仍可感受到内心的悸动，这些文字呼应了我过去的一段生命经验：

外化是一种鼓励来访者将压迫他的问题具体化、拟人化的治疗方式。在外化的过程中，这些问题成为相对于来访者的外在实体存在，而这个来访者不再是问题本身。这些问题常被认为长久以来对于来访者及其人际关系有着固定的影响，通过外化常可减少问题带来的僵化和限制。(White, 1989)

过去我曾有数年的时间受抑郁症所苦，并将之称为一个"敌人"。这样的态度是有所助益的，但我从未认真思考过这样的症状为什么会出现，它又给我带来了什么样的影响。这段文字启发了我；我终于明白通过给予抑郁症一个负向的命名，我能够觉得自己与它有段距离，并且对于自己的生命有更多的控制感。

这本书是迈克尔·怀特在1989年所出版的《论文集》(Selected Papers, White, 1989)。我自此开始阅读更多迈克尔·怀特以及大卫·艾普斯顿的著作，并踏上了一段思想、专业以及个人的旅程，我也开始以"叙事治疗师"的身份开始工作。

迈克尔·怀特是南澳大利亚阿德莱德杜尔威奇中心的创始人之一，而大卫·艾普斯顿是新西兰奥克兰市家庭治疗中心的主任。他们分别或联合发表的文献只在当地出版，并只能通过澳洲和其他地方的特别渠道才能找到。但他们共同写作于1990年的《故事·知识·权力：叙事治疗的力量》(Narrative Means to Therapeutic Ends) 是唯一的例外。在这两人之中，麦克·怀特著有较多的文献并有着较大的影响力。他们重新思考了许多在欧洲及北美发展出来的家庭治疗理念，并旁及哲学思潮、后现代主义、社会心理学、人类学、女权主义以及文学理论（White, 1995a）。

叙事疗法现今已然确立了其在心理治疗领域的一席之地，除了澳大利亚及新西兰，在美国、加拿大等其他国家和地区，也有更多关于叙事疗法的著作相继问世（例如，Parry and Doan, 1994; Parker et al., 1995; Freedman and Combs, 1996, 2002; Zimmerman and Dickerson, 1996; McLeod, 1997; Law and Madigan, 1998; Parker, 1999; Angus and

McLeod, 2004a; Madigan, 2004)。

本书的形式及内容范围

这本《叙事疗法》有着特别的意义。它包含了迈克尔·怀特、大卫·艾普斯顿以及其他临床实践者所发展出来的理念。一些不特别称自己是"叙事取向"而将叙事的理念运用在治疗历程中的治疗师,像是精神分析学派的康纳德·斯宾塞(Donald Spence),其理念则未涵括在本书的范围内。

迈克尔·怀特一再谦称他只是对这个疗法有一部分贡献,其发展来自于更多认同这一工作并将之在日常生活及专业工作上付诸实现的人们(1997a)。然而,他的著作、文章、访谈以及在世界各地的训练及演讲已经使他成为这个疗法的先驱以及代表人物。

迈克尔·怀特在工作的初期并未使用"叙事"这样的词汇。他在发表了几篇文献和著作阐述他的工作理念之后,"谢莉尔·怀特和大卫·艾普斯顿鼓励我以叙事隐喻来阐释我的工作,并且进行更多对隐喻的探讨"(White, 1995a)。如前所述,"叙事"的概念同样出现在非迈克尔·怀特和大卫·艾普斯顿的"叙事治疗学派"当中,而这常造成人们的混淆。约翰·麦克劳德(John McLeod)提醒:

> 所有的疗法都是叙事疗法。不论你做了什么,或是如何看待你所做的,治疗师和来访者都是在进行一种"叙说—再叙说"的过程。没有所谓"叙事疗法"的存在,这也不是一种单一的工作方式。在治疗市场上呈现"叙事疗法"这样的新产品(伴随着所谓的"训练指南")是一种全然的误解。(McLeod, 1997)

也许我们需要创造一个新的名词。然而,其他治疗学派的创立者并未特别使用"叙事"这样的词汇来定义他们的工作。不同取向的治疗师,如完形学派、个人中心学派、精神动力学派、认知行为学派等,都在咨询室里倾听人们诉说自己的故事。但怀特和艾普斯顿特别强调叙说的历程及这个概念本身就是治疗历程。我相信怀特和艾普斯顿发展了一种独特、一致的治疗模式,以界定"叙事疗法",即使这可能使它晦涩难懂。怀特和他的同事认为叙事疗法是投入、合作的历程。同时,治疗师们在运用这项疗法时,也需要学习它独特的治疗技术与方法。许多治疗技巧将在接下来的章节中加以说明,但本书是叙事疗法入门,而非"操作手册",因此并未涵括该疗法所有的治疗规则和技巧。

> 我认为,"家庭治疗"是一门开放的、多元的学问,这可能也是这门学问最大的优势。家庭治疗不是一个"封闭型的商店"(White,1995a)。我仍然在学习如何运用这种治疗方法——我不是迈克尔·怀特治疗师!(White,1997a)

我询问迈克尔·怀特在本书中希望看到什么样的内容,有什么概念是必须删减或带过的。我原本期待得到长篇叙述,比如,"你一定要强调'外化'的概念",或者"要讨论'叙说—再叙说的理念'",然而,他的回答却是:"我期待听到你自己的声音,在实践中属于自己的见解,叙事疗法与你生命经验的共鸣,以及你的生命历程如何丰厚了这个工作。"因此本书是基于我多年来的阅读、思考和理解(甚或曲解)而著。为了避免被视为权威,我描述了自己的实践经验以及运用的案例。虽然本书第二版提及许多其他的运用叙事疗法的治疗师,但大体上仍以我对于怀特的理解及描述为主。

我沿用了大卫·艾普斯顿书中的惊叹号、反问以及非正式的、口语化的语句和短语,以避免学术性、事务性的语气,以及全知全能模式的专家立场;我初期便选择以我自己的口吻来传达我的见解和立场,摒弃在科学文献中要求的客观、不带情感的论述方式(Epston,1989)。文中交互使用"治疗师"和"咨询师"两个词语,并追随迈克尔·怀特的方式将前来咨询的人们称为"个人"(即来访者),而非"个案"或"求助者"。

本书的编排设计是循序渐进地阐述理论、实践及专业术语，因此希望读者能依序阅读，当然也有些读者可能想要在读完本书其他章节之后再回头阅读第二章。第一章勾勒了叙事疗法的重要理念和方法。第二章描述了叙事疗法的哲学背景。第三章到第七章仔细描述了理论在实践中的应用，大部分改写自我的真实工作案例。第八章呈现了两个治疗故事，主题是受虐和抑郁经验。第九章再次回到理论，探索立足于后结构主义的叙事疗法是如何促使人们重新思考并珍惜在传统咨询中被视为理所当然的想法和经验。更进一步的工作案例在第十章呈现，主题是关于创伤后反应以及叙事疗法在伴侣治疗中的应用。附录提供了一份可在共同督导中进行的经验学习练习。

　　我期待本书能够通过对叙事疗法的广泛介绍引起读者的兴趣，并鼓励从事个体或伴侣咨询的工作者以此为基础，发展并形成自己的特色。我进一步的信念与期待是从事心理咨询的同行们能够通过本书，挑战并丰富自己对于咨询工作的观点及设想。

目 录

第一章　叙事疗法简介 ·· 1
　　叙事疗法与传统心理治疗 ·· 1
　　叙事疗法的语言 ·· 4
　　咨询架构 ··· 7
　　叙事疗法实务工作纲要 ·· 8

第二章　叙事疗法的理论背景 ······································· 17
　　理念的融合 ··· 17
　　叙事的两层涵义 ··· 18
　　关于权力议题的主流文化叙说 ································ 21
　　后现代主义与"知"的叙事方式 ······························ 22
　　后结构主义 ··· 28
　　后现代主义治疗 ··· 30
　　社会建构论 ··· 32
　　知识与权力 ··· 35
　　小结 ·· 38

第三章　协助人们描述问题 ·· 39
　　个人的故事 ··· 39
　　相似的开始 ··· 42
　　鼓励更完整的叙说 ·· 43
　　邀请来访者为问题命名 ·· 45
　　外化问题 ·· 48

隐喻的语言 ·· 51
检视内化问题所带来的文化压力 ··························· 52
论述 ·· 52
关于外化的提醒 ··· 56
外化非问题的元素 ·· 61
保持外化语言的简洁 ······································· 64
外化合乎伦理吗 ··· 65
小结 ·· 66

第四章 扩展看待问题的视野 ································ 67
故事 ·· 67
生命中的支线故事 ·· 69
故事的元素 ·· 70
会谈方向的改变 ··· 72
从线索到特殊意义事件 ···································· 73
戴安娜的故事 ··· 77
特殊意义事件的运用 ······································· 81
仔细探究 ·· 83
怀特的地图定位表述 ······································· 86
小结 ·· 90

第五章 提 问 ··· 91
遣辞造句 ·· 93
提问的类型 ·· 94
解构 ·· 94
通过提问改写生命故事的隐喻 ···························· 101
改写主流故事 ··· 110

小结 ·· 116

第六章 治疗文件 ·· 117
案例 ·· 117
关于重新叙说的治疗文件 ·· 120
解构权力关系的治疗文件 ·· 121
儿童的治疗文件 ·· 122
应用于母女的叙事治疗文件 ··· 123
给青少年的治疗文件 ·· 129
成人的治疗文件 ·· 134
由来访者撰写的文件 ·· 136
由他人撰写的治疗文件 ·· 138
写给担忧 ··· 140
指导原则 ··· 142
小结 ·· 143

第七章 叙说与再叙说 ·· 145
不同的传统 ··· 145
叙说与再叙说的实例 ·· 146
对局外见证人叙说支线故事 ··· 149
重新叙说的故事转化为生命历程 ·· 150
案例回顾 ··· 151
实用性 ·· 156
咨询过程的影音记录 ·· 159
小结 ·· 160

第八章 叙事治疗实务一：抑郁的治疗与受虐经验的复原 ··············· 161
克拉拉 ·· 161

露丝 ·· 170
　　　小结 ·· 180

第九章　治疗文化的新观点 ······································· 181
　　　后结构主义的挑战 ·· 181
　　　后结构主义者对人文主义者的批判 ····························· 184
　　　三个限制性的假设 ·· 185
　　　治疗效果 ··· 188
　　　质疑治疗的普世价值 ··· 190
　　　不以治疗师为中心 ·· 195
　　　叙事心理学 ··· 205
　　　民族心理学非大众心理学 ·· 207
　　　小结 ·· 208

第十章　叙事治疗实务二：创伤后反应与伴侣咨询 ······ 209
　　　关于创伤后反应 ··· 209
　　　伴侣咨询 ·· 215

附录：在联合督导中使用叙事治疗的练习一则 ············ 223

参考文献 ·· 227

第一章　叙事疗法简介

叙事疗法与传统心理治疗

就许多层面而言，叙事疗法是相当具有开创性的。对于熟悉传统心理治疗取向的治疗师而言，其所涵盖的理念、假设、目标和方法是陌生的，且挑战着咨询师所熟悉的传统咨询方法。然而，传统心理治疗当中所蕴涵的治疗因子，将有助于我们了解叙事疗法。在叙事疗法的文献中，并未特别强调这些元素，这使得一些评论者认为，这不过是理想主义者的空谈（2000；2004a）。然而，即使迈克尔·怀特坚持他的理念和治疗方法有别于传统心理治疗，也并不代表传统治疗法的治疗因子是错误的。

个人中心取向的咨询师会从叙事疗法当中发现，两者都鼓励来访者发展个人的知识、技巧以及有意识地觉察和转化。即使来访者在开始时并未觉察，这两种取向的治疗师的共同目标也都是通过认同、谈话、强化而创造尊重和接纳的氛围，进而促发正向改变。在这两种不同的心理治疗取向中，治疗师是改变的促发者，而非按照自身的取向将专业知识强加于来访者的动机和需要之上。这两种取向的治疗师都认为：治疗师与来访者间是合作关系且地位平等的。在来访者自我探索的过程当中，治疗师会跟随着来访者的脚步，协助来访者将咨询室中的发现运用在日常生活当中。

认知学派的咨询师相信：非理性想法是阻碍一个人解决实际问题，并造成实际困扰的主要因素。叙事疗法也鼓励来访者通过仔细检视现存想法的限制，重新建构对于事物的理解和想法。这两种疗法的治疗师都认为：治疗师的任务是协助来访者更充分地运用自己重新建构经验的能力。

精神分析学派的学者，比如唐纳德·斯宾塞强调，治疗师不能局限于来访者求助的问题或是生活经验。在这样的情境下，来访者的叙说通常是片断的、选择性的、不一致的，并且受主流社会的假设和概念所影响。来访者的叙说通常是通过选择性的理解和描述过去生活经验，以继承自社会文化的语言型态，再加上来访者形塑而成的模型来呈现的。这通常会造成治疗假设、诠释与来访者真实状况间的落差。叙事疗法的治疗师也同意这样的观察。

更多例子将有助于我们进行理解。**神经语言程序学**（Neuro-Linguistic Programming）与叙事疗法的共同点在于：关注治疗过程中语言的运用。近来的发展更注意到来访者在对咨询师叙说时所透露的事件本质（Young, 2004）。**阿德勒学派**关注社会情境中人与人之间的权力议题，这呼应了叙事疗法强调社会背景和人际互动的重要性，而非心理病理学的假设和分析（Carlson J. ined. Madigan, 2004）。采用凯莉（Kelly）的**个体结构心理学**取向的治疗师，一如叙事疗法，是一种富于希望的治疗方式，强调个人对世界的诠释是治疗的题材。两者的共同信念是：检视来访者对于真实的构念，可使一个人挣脱认知基模的限制和束缚（Fransella and Jones, 1996）。**焦点解决短期疗法**和叙事疗法有许多共通之处，特别是在拒绝病理化，以及运用技巧使来访者觉察问题上，亦即当问题不存在时，讨论这些重要的事例，并运用这样的经验促使改变发生（de Shazer, 1985, 1991）。叙事疗法源自于**家族系统治疗**，并有许多共同的治疗方法，比如使用大量的问句，关注社会和家庭对个人的影响，以及反省团队的运用。

对于采用其他治疗取向的读者，在初次接触叙事疗法时，我并不是要鼓吹折衷主义，或者暗示这些治疗取向本质相同：

> 硬要将这些有不同治疗传统的理念和实践结合在一起……会导致不同学者立场表述的谬误……当不同思想的独特之处界线模糊时，我们无法找到彼此的立足之地；即使有着不同的信念，只要能够彼此对话，我们就能够超越自己思想的限制。（White, 2000）

然而，尽管对叙事疗法是否提供了足以涵盖治疗历程的完整架构仍有争议（Angus and McLeodeds，2004a），但由怀特和其他叙事疗法的治疗师所发展出来的工作方法，在得以正确理解的前提下，都能够有效地被其他治疗取向所借鉴。个人中心取向的咨询师在参加叙事取向的伴侣咨询时告诉我，"例外"（或称支线故事）的概念，触动了他们内心，并且帮助他们更精确地找到了协助来访者前进的时机。

有差异但同具效力的描述

亚当斯（Adams）和胡柏（Hooper）的共同著作《四季变化的自然》(*Nature Through the Seasons*，1975/1976) 以两种不同的方式，描述了乡间随着季节而产生的变化。一种描述是以科学的方式，所包涵的主题有气候、随着地球绕行太阳公转轨道而产生的温度变化、土壤的化学变化、植物生长的生化观点、鸟类的交配与迁徙。另一种描述能够唤起情感共鸣，包涵了秋季旷野的朦胧之美；夜幕星空下，溪畔的报春花；远方杜鹃鸟的啼叫声……对于相同季节的每一个描述都是真实的，但却又**截然不同**。结合两种不同的论述时，我们能够窥得全貌。两种描述的结合丰厚了整个故事的面貌。

叙事疗法主张汲取经验不同的叙说方式，丰厚生命故事。

接下来，我们将对每个季节列举两种不同的描绘方式：一个描述了壮阔的全景，另一个则描述了林间景色。大卫·戈达德（David Goddard）巨细靡遗地描绘了每一种动物、鸟类、植物和树。而另一种则是以魔幻的方式使每一个画面充满了与该季节相关的树木、花朵、植物、昆虫、蕈类、飞鸟、动物和爬虫类！这样的描绘手法自有其道理——虽然读者不可能在同一个地方看到画面上所有的动植物，但对于本书而言，将所有的生物放在同一个画面中，自有其便利性。即使如此，仍不免有遗珠之憾：景色中瞬间可能带来的惊喜（例如，我曾在肯特①看到一只原生于苏格兰的鹨鸟

---

① 英国东南部州名。——译者注

潜入水中)。没有任何一种描绘能够涵盖所有变化，而我们却能够使我们的经验产生不同版本的变化，并使之更值得纪念。

叙事疗法主张将焦点放在支线故事上——支线故事意味着不同来访者对于经验的不同理解。他们主张详细地勾勒支线故事，因为只有通过支线故事，人们才能逃离掌控着个人理解和生命的主线故事的影响。治疗师通过协助来访者进行更**完整**的叙说，减少以刻板印象描述经验所带来的僵化和影响。

本章接下来将运用亚当斯和胡柏两人在书中的架构，对叙事疗法作以概括介绍，而非在每次咨询过程呈现所有的元素。有些技法在叙事取向的咨询中较为常见，重点是对来访者做出敏锐的回应。我所参与的叙事取向咨询几乎与我以下所描述的顺序相符；有些较少运用到叙事的技法，有些特殊的技法则是完全没有运用在以下的案例中。

叙事疗法的语言

在叙事疗法中，特定语言的运用是十分重要的。迈克尔·怀特认为，有时为了描述主流传统治疗之外的概念，就必须选择人们不熟悉的更为精确的语言："虽然读者有时可能会认为某些语汇难以理解，但我会请他们不要将之重新翻译成在传统心理咨询或心理治疗的论述中为人所熟悉的词汇，因为如此一来将改变其中所蕴涵的意义。"（2004a）怀特和艾普斯顿认为，治疗师的主要责任是有意识地使用语言：

> 我们对于语言的使用必须保持高度敏感。慎用语言是相当重要的。在许多方面，语言就是世界。所以，我希望在我的实际工作中与来访者互动和写作时语言都能呈现这样的敏感度。（White, 1995a）

语言所能唤起的联想和情感是强有力的，它能提高治疗过程中的活力和直观性，我将在稍后的章节中提供实例。但语言也可能带来相反的效果。叙事疗法尝试提醒人们觉察语言中所蕴涵的模糊之处和可能性、可能引起的误解和未经思索的假设。语言在本质上满载了历史文化中所衍生的意义，但通常未经辨别，而这可能影响甚至扭曲来访者和治疗师个人的特质与他们之间的沟通。"男性化"与"女性化"是很好的例子：即使是对最能够反思的人们而言，这样的字眼仍可能诱发根深蒂固的联想：坚毅、主动、果断以及相对的柔软、脆弱、被动，两者暗示着性别存在着绝对分野——即使这已受到生物学和社会心理学的否认。这需要有意识的努力以避免这样的刻板印象。词汇本身无法清楚区别真实的表征，但一般化的符号，却能促使读者赋予有关过去经验的联想以意义和定义。甚至是我们的专业术语也充满了不明确的定义。对于普通大众而言，"咨询"可能已经开始失去了它"给予忠告"的最初意义，但"治疗"仍保有医学上专家本位的疗愈基础。

语言是人类生活的基础。没有人能够自外于语言。语言具有召唤性并且朝向真实。所以，我们在咨询的开始及整个过程中，都必须对语言的使用保持警戒。身为咨询师，我们不只关心来访者如何诠释语言和周遭环境，也关注我们如何诠释他们的诠释。（ed. Madigan, 2004）

怀特和艾普斯顿在著作中所使用的文字十分生动且引人入胜：

尼克长期有遗粪症，并且抗拒任何尝试解决的努力，包括不同机构的治疗师们。几乎每天都会有"意外事件"发生，这意味着在他贴身的衣物内会满载着他的"成果"。然而使事态更加恶化的是，尼克与他的"臭臭"结为好友。"臭臭"成了他的玩伴。他会一坨坨地将之涂抹在墙上、抽屉里、跟球一起搅拌并且从壁橱和衣橱后面弹射出来，甚至把它黏在餐桌上……"臭臭"甚至开始发展出与尼克一起洗澡的习惯。（White, 1989）

在她回答我的问题时，我故意听错。就像面对紧张、害羞或是非自愿

的青少年时我常做的那样:

妮　尔　琳:(以几乎难以分辨的声音,嗫嚅地回答艾普斯顿的问题。)
艾普斯顿:(很疑惑地)你想要买一颗南瓜?
妮　尔　琳:(惊奇地看着我)你说南瓜是什么意思?
艾普斯顿:我以为你说你想要买一颗南瓜,不是吗?
妮　尔　琳:(笑,但现在提高声量,并且能够回应了。)不是……我说的是……(Epston and White, 1992)

然而,一如怀特在稍早的段落中所提到的,刚接触叙事疗法的读者可能会觉得有某些语言令人困惑或是太过抽象,并且发现有些熟悉的词汇被赋予了不同的意义。怀特阐述米歇尔·福柯(Michel Foucault)的作品时,提出的源自古希腊的概念令人望而生畏:

个体做为一个道德机制的第二个组成概念是主体化模式(mode of subjectification)而非压制(subjugation)。此种主体化的模式是鼓励或要求人们正视道德义务,以维持伦理本质的一种机制。(2004a)

在不同状况下,对于已然熟读叙事疗法作品的人们而言,其中的语言承载了清晰而特有的意义,但对于刚入门的读者而言,却可能对于这些词汇感到困惑:

我会提出问题使家庭成员能够识别出特殊意义事件,并通过将特殊意义事件置放于时间背景中,使之成为一种运行模式,并做意义归属,并且带出新的可能性。每一个问题都在邀请家庭成员"呈现意义"。(White, 1989)

在接下来的段落中,我将解释叙事疗法在实际工作中常出现的词汇,协助读者逐步熟悉。

怀特对于关乎性别和种族中立的字汇十分谨慎,他更关心那些广受运用的字汇。他对于在机构内以权力为基础的关系而发展出来的词汇特别小心，因为语义可能因情境转换而改变了原来的涵义，而言说者却不自知。他特别避免在医疗模式的治疗中所使用的语汇：

> 心理健康专业工作者有着无数的机会把人们的生活病理化……我们现在大量地用这样的方式与人们交谈、互动，并不断复制文化中主体和客体对立二分的关系结构。（White，1995a）

怀特以"来访者"代替"病人"，表达了对于这个广为使用的字汇中角色暗示的不满，以及对于人们的尊重。我并非要为他所选择的词汇辩解，而是试图呈现他早期文献中的精神。他也从来没有使用"病例"或是"病史"这样的字眼，他认为这样的字汇物化了人们的生活，并且忽略了人们是带着融合了痛苦、爱、困惑、喜悦、失望与悲伤的重要生活经验来到咨询室的。在生命中经历困难的人们带着信任进入会谈，而我们应以尊重相回报，而不是以疏离、病理化的态度称他们为"病例"。

咨询架构

叙事疗法的咨询并没有固定的会谈时间。我的咨询工作倾向于每次进行50分钟，但我曾经观察过怀特和他的同事进行了2个小时的家庭治疗、个体或是伴侣咨询。咨询的频率不受每周或者事先约定的时间间隔限制。叙事治疗并非短期治疗，有些叙事取向的咨询师会长时间进行工作，但相较于其他疗法，叙事疗法与实践工作可以有效缩短咨询历程的长度（White，1995a）。

叙事疗法实务工作纲要

接下来的实务工作纲要将协助读者阅读本书。我们将在稍后的章节中进一步探讨每个元素,并且附上文献及参考资料。为了保持内文的完整性,我并未在此列出文献资料。在本章接下来的描述中,我会在每个段落讲述一个治疗故事。与本书其他章节的不同之处在于,以下的治疗故事并不是来自一位来访者,而是改写自我多年实践工作的一种"综合取材"。

大致而言,我是依照顺序勾勒实际的治疗过程的。治疗师可以依照实际情况来延伸、浓缩、重复或是省略这样的过程。这些元素和顺序只是为了解说的方便。而叙事疗法精神中的变化、复杂性、敏感性及弹性无法仅仅被当成治疗的处方,因此并未包含在以下的纲要中。为使其简单扼要,我以个体治疗的情境为主,而本书后面的篇章将包含伴侣咨询的实例。

故事的叙说者:"问题故事"的描述

叙事疗法始于咨询师对来访者在不受干扰的安全环境下,以尊重与专注的态度,促使他谈论他所关心的问题,而治疗师则专心倾听。通常,来访者的故事充满了挫折、失望、悲伤以及一丝希望(有时甚至是绝望)。怀特将之称为"问题故事"(problem-saturated description)。问题故事使得一个人的生活受到主流故事(dominant story)的支配。治疗师认真地看待并接受这样的描述,然而同时假设这样的故事并不是来访者唯一、全部的故事。有时来访者在咨询过程一开始带来的是问题故事,但有些可能不然。随着咨询历程的推进,来访者所关心的问题也将发生变化。在这种状况下,实际治疗也需要相当程度的修正。

一旦故事接近尾声,将会有一个自然的暂停,治疗师开始通过问话厘清或是延伸故事,鼓励来访者进一步描述他的困难。通过回应,治疗师与来访者都能得到作为治疗基础的素材。从 20 世纪 90 年代开始,怀特开始以"单薄的故事"(thin description)取代"问题故事"。前者更精确地反映出来访者对于故事最原始的叙说,而无可避免地省略了他们在生命中遗忘或是忽略的元素。

> 路易丝是一位教师,吉姆是一位机械操作员,两人在短暂交往后闪电结婚。婚后,他们过了一年幸福的婚姻生活,但之后吉姆的健康状况每况愈下,而路易丝照顾了他半年。这段对抗病魔的日子对两人而言,都是漫长而充满压力的。在吉姆死后8个月,路易丝前来寻求咨询。她将丈夫的疾病归咎于雇主对职场安全的疏忽,以及男性在工作上冒险进取的文化。她描述了丈夫患病及死亡的过程,以及自己仍深为此过程引发的感觉所苦。她失眠、工作状况不佳,并常在购物、驾车过程中哭泣。我邀请她描述生命中其他受到影响的层面,她也提及了更多的情绪反应,如噩梦、无法享受生命以及无望感。

问题的命名

当鼓励来访者扩展她最初的叙述时,治疗师要求她为问题命名,也许是一个单字,或是简短的片语。如果来访者无法想到任何名字,治疗师可以提供几个选择,如"忧郁"、"婚姻生活的压力"、"虐待"等,直到来访者暂时认可。这样的命名将沿用到另一个更贴切的命名能够替代它为止。命名可以协助来访者保持聚焦和明确的状态,并使他能通过命名的过程给予问题明确的定义而增加控制感,并促成问题的外化(见下文)。

> 路易丝将她的问题命名为"悲伤、挫折与愤怒"。当我们进一步检视导致丈夫疾病的情境时,她对于问题的命名转换为"正义之怒"。

外化语言的运用

叙事疗法的治疗师通常运用语言强化问题对于个人的影响而非假设人

即等于问题。我们称此种语言为"问题的外化"。治疗师的表达是："抑郁干扰了你的生活。"而不是"你变得抑郁。"或者她可能会对来访者说："你们两人都被压力影响着。"而非"你们两人都很有压力。"外化语言的运用不只是在咨询初期，而是整个咨询历程都是如此。其目的是协助来访者将自我认同与问题分开，并且了解问题来自于环境或人际互动历程，而非其心理或人格。外化的语言并非运用在自私、破坏或是虐待的行为上。对于这些我们会直接描述成："他长期以来一直虐待你"，或者如果来访者即是施虐者："你过去长期以来一直虐待她。"用以合理化施虐行为的个人想法或假设可以通过以下的语言外化："'暴力是可接受的'这样的想法支配着你。"

> 我在与路易丝咨询的历程中，同样运用了外化的语言。例如："悲伤深深地影响了你的生活"，"正义之怒坚持要被听见"以及"挫折干扰了你平静的时光"。

社会与政治议题的考量

叙事疗法认为：人们寻求咨询的问题融合了文化、社会及政治因素，尤其西方社会中特有的以权力为基础所形成的关系，在人际互动中更是常见。叙事疗法的治疗师发现，人们有时会将社会所造成的压力和不公正解读为个人的失败、缺陷或是错误，这样的归因方式也常受既得利益者鼓励。因此，协助一个人从内化的自责或罪恶感中解脱的一种可能的方式就是检视社会中与权力相关议题。性别互动的政治学或父母权威都可被命名、检验。个人生活如何受到机构或是政府在经济、社会及政治各层面的影响也是如此。治疗本身在权力关系未透明化的情况下可能对来访者造成潜在的伤害，而叙事疗法的治疗师试图通过不断反思咨询历程，时常与来访者检核是否能接受治疗的进行过程，以及其他使自己"去中心化"（de-centring）的方式，以减少这样的潜在伤害。

> 确认了路易丝对于我们讨论丈夫疾病的过程感到自在之后,我鼓励她说出她为何认为丈夫的死因是职场安全的疏失,并且探索她期待对此采取何种行动。她决定要使立法机关正视这个问题,不只是因为此问题本身值得重视,同时也作为纪念丈夫的一种治疗性行动。我们也讨论了因旁人期待她"度过这段经历,继续生活",而使她怀疑旁人因她持续、强烈的悲伤反应而暗示她"不够稳定"。路易丝的结论是,英国中产阶级的文化使许多人羞于见到旁人强烈的情绪,她悲伤情绪的强度对旁人而言可能是问题,但对她而言是恰当且不构成问题的。

相对影响力的问题

相对影响力的问题有两个重要特质:问题对于个人的生活已然造成影响;相对的,个人对于"问题的生命"也同样有影响力。怀特和艾普斯顿在早期的著作中指出,在来访者完整说出问题故事后,他们会询问他是否记得自己曾经能够控制问题,即使程度轻微;或者是否记得曾经能够处理相似或相关的问题。如此一来,来访者就能够详述其几乎遗忘的事件,而治疗师将促使他重视这样的经验。近来,怀特选择等待来访者自发地想起这样的往事,并在当下聚焦在仔细探索这样的"例外"上。在这个阶段,提问主要在关注感受、想法、行动、过去及未来,以及来访者个人或是旁人的认知。怀特、艾普斯顿和其他叙事咨询师通常会使用欧文·高夫曼(Erving Goffman)在1961年提出的名词"特殊结果"(unique outcomes)代表悖离问题故事或主流故事的特殊意义事件。

> 路易丝发现了与问题故事不同的特殊意义事件。她继续工作,处理因丈夫过世所衍生的经济和法律问题,她持续经营由残障人士所组成的曲棍球队,丈夫刚去世时,她酒量激增,而现在她减少了饮酒。她也开始了解那些说服她忘掉过世的丈夫、继续生活的建议是毫无助益且不适

> 当的。整体而言，虽然她有时会感到恐慌，怀疑情绪的强度是否意味着自己的不稳定，但路易丝了解，强烈的悲伤和愤怒是自然且合宜的。

特殊意义事件的解构

如果来访者否定与主线故事不同的支线故事经验，治疗师将通过提问促使她扩展特殊意义事件的情境和本质，并且聚焦这样的经验是与主线故事的差异。聚焦在特殊意义事件的细节和过程的描绘，又称为"解构"，可协助来访者继续发展支线故事，而非让它消逝于记忆中。治疗师的问句涵盖范围十分广泛，包含人们在过去、现在、未来对于特殊意义事件的感受、行动和想法。治疗师邀请来访者思考，若某个重要的人见证了这样的特殊意义事件，其可能会做出怎样的回应或有怎样的感受。通过这样的过程，人们得以对其经验进行更丰富的理解，对于自己的生命故事能够有更完整、更丰厚的描绘，重新建构自我认同，厘清先前隐而不显的改变。

> 在我与路易丝的咨询过程中，随着特殊意义事件的解析，她想要采取法律和政治行动的决心增强了。了解丈夫的遭遇之后，她发现愤怒不是一个"问题"，而是全然合宜的反应，她决心要为丈夫讨回公道，并将之视为自己生命的疗愈元素。通过详细勾勒丈夫生前工作的职场文化——草率、轻视安全问题和强调男子气概的氛围，她认识到，丈夫正是因此而忽略了安全装备及保护措施的重要性。路易丝发掘了采取行动的理由和动力。通过巨细靡遗地讨论行动计划，她了解到坚持下去的意义，这完全不同于过去在问题故事下自己被完全压垮且无能为力的情形。她一直以来都在投身于曲棍球队的经营过程，需要高度的组织策划和人际关系技能，她也很确定球队的成员和成员的家长了解她的丧夫之痛使她暂时无法在球队经营上克尽职责。她开始以一种新的方式看待自己。在我们继续讨论接下来的行动计划时，她觉察到自己几年以来除了椎心刺骨的悲伤之外，仍在持续不断地努力着。

引导来访者采取看待问题的立场

现在治疗正面临转折点。来访者可以选择维持问题故事，或者选择在治疗师的鼓励下建构出较丰厚的支线故事。来访者面对的难题包括：现在是适合改变的时机吗？或者我需要更多时间考虑各种可能吗？问题仍对目前生活有极大的影响力，改变它安全吗？如果真能改变，何时能削弱问题的影响力？我如何觉察改变发生的过程？通常人们会决定改变与问题的关系，并且通过承诺，坚定自己的信心。但有时候，来访者可能认为此时改变将带来干扰、痛苦或言之过早。治疗师此时应深入地与来访者探索不同的行动可能带来的结果。

> 在几次咨询之后，路易丝有了更多的观点。她不可将强烈的悲伤内化为自责的语言，而应将之视为适当、合理且无可避免的。她同时也了解到挫折和悲伤并未全然击垮她的生活。我不需要再询问她是否想要维持生活原来的面貌，因为路易丝代先生采取法律行动的决定不仅带来了活力和疗愈的效果，同时也给予了她对生活的控制感，而使她不再是被动的受害者。

治疗档案的运用

治疗师可以在治疗过程中运用档案记录，有时治疗师自己记录，有时鼓励来访者记录。治疗档案摘要记录了来访者的发现和自己觉察到的进展。来访者可以将之保存下来做为未来回顾时的参考，或者用于其他地方。治疗档案的形式包括信件、备忘录、声明、表单、短文、契约或证书。非语言性的"档案"也同样能通过对咨询过程的录音等方式记录来访者在过程中的重要发现。有时，文件可能对来访者而言有高度的私密性，有时他也可能会与治疗师或其他人分享。治疗档案的运用利用了文字比口语更能长久保存的特性，因此能够强化咨询的过程；而在西方社会，文字也拥有更高的公信力，可提高来访者而非治疗师的权力。

> 在治疗过程中，我写了几封信给路易丝，概述了我们的讨论过程和当中发掘的特殊意义事件以及这些发现的意义。路易丝决定要写一本关于她和丈夫的爱情故事并且加上插图、照片，以纪念他们过去生活的点点滴滴。

重新入会

如果人们能够为与其生离死别的亲友、曾经对其生命有着重要奉献的陌生人，或是曾经树立勇敢和正直典范的名人等重要他人举行纪念仪式，将会带来支持和抚慰。通过治疗师的协助，来访者象征性地邀请这些重要他人重新加入他的"生命俱乐部"。怀特称之为**重新入会**（re-membering）的过程。然而，来访者可能希望在"生命俱乐部"里排除曾经虐待、忽视、压迫或是以其他有害的方式对待自己的人。

> 在路易丝的书中，记录着与先生共同生活的点点滴滴。她与我分享，这本书帮助她记得他的存在，而不是听从别人的建议：将他忘掉，去过自己的生活。

运用局外见证人

怀特愈来愈强调，在来访者叙说—再叙说其生命故事的过程当中，运用治疗师之外的"观众"见证来访者生命故事的历程是相当重要的。

在早期的文献中，他描述自己在治疗过程中鼓励来访者与朋友、亲人或同事等分享自己改写后的故事。他从这样的理念发展出一种治疗方法：在适当的治疗阶段，可邀请其他治疗师或是来访者选择的其他对象加入咨询过程。怀特将这样的观众定义为"局外见证人"，并且将咨询安排为几段叙说—再叙说的过程。咨询的过程会通过录像记录，并将录像带交给来访者，使其可以私下观看。局外见证人团队会在这个过程中分享受来访者触动的某一段个人经验，如此一来，便可通过生命经验的共鸣增强来访者的生命力量，而非消弥或偏离来访者的生命故事。治疗师也可以号召更多的社区成员见证来访者重新叙说的过程。

> 在治疗结束后，路易丝花了几个月的时间完成她与丈夫的回忆录。她跟我约时间将书拿给我看，并且讨论书写过程对她的意义。她也想与我分享职场安全运动的近况。在这次的咨询中，她同意邀请两位研究叙事治疗的伙伴见证她从失落、悲伤、疗愈到回馈社会的整个过程。这样的咨询在3周后进行，路易丝说，在自己分享之后倾听其他人分享生命中的类似经验，使她非常感动，并且从中受益良多。

持续治疗：通过叙说与再叙说丰厚个人生命故事

有时进一步的咨询并非必要。当治疗持续进行时，目标是催化来访者建立并扩展叙说过程，丰厚生命故事，如其本然地叙说，并且旁及未来的可能。

> 路易丝随后进行了几次咨询，在咨询过程中，她坚定了自己采取行动的决心，讨论立法运动的进展以及她期待发起的媒体运动。在几次咨询后，她平静、动人地说着她的先生以及他们共同生活的回忆，特别是在他生病之前婚姻生活的美好岁月。

结束治疗

治疗在来访者确定自己生命故事的丰厚程度已足以支撑其未来的生活时结束。最后的咨询可以营造成充满喜悦的庆祝仪式。我们可以邀请来访者的重要他人前来进行再叙说，并通过仪式，如颁发证书，来铭记这段过程。

> 与路易丝最后一次咨询时,我和我的同事等曾经见证她叙说一再叙说生命故事的人们,与她分享了这段见证对我们个人的意义,这次结束仪式充满隆重而认可的气氛。

第二章 叙事疗法的理论背景

理念的融合

开始研读叙事治疗的文献时，我发现过去个人中心学派的训练背景无法协助我理解叙事治疗的理念和家庭治疗的实践工作。怀特和艾普斯顿的理念在专业领域是个异数。他们的理念根植于我全然不熟悉的理论架构，与我过去的专业训练少有关联。我希望本章能够为初次接触叙事疗法并在探索过程中的读者提供一张关于理念地图。

迈克尔·怀特擅于融会贯通，他撷取了来自许多不同领域的资源，有时其概念和融合的方式无法得到该领域专家学者的全然认同。这是一个演化的过程。有时，怀特和艾普斯顿在早期著作中的一些理念在他们近期的著作和训练过程不再被特别强调，比如策略学派和系统学派家庭治疗、格雷戈里·贝特森（Gregory Bateson）的负向诠释、限制的概念以及描述人际互动和事件发展的控制论和隐喻等。叙事疗法在演化的过程中发展出了独特的工作方式，其他实践工作者也提出了他们对于理论的看法，更丰富了理念内涵。他们的论述有时与怀特和艾普斯顿的并不相同，例如对于后现代主义、社会建构论以及后结构主义（Parry and Doan, 1994; Hare-Mustin and Maracek, 1994; Freedman and Combs, 1996; Winslade and Monk, 2001）就有着不同的强调重点。

由于篇幅所限，我无法完整探讨每个理论的起源和发展，但它们在西方思想中都占有一席之地，并有着跨领域的影响。然而，我仍希望以下内容有助于读者了解本书后面的章节。

叙事的两层涵义

字典的定义

叙说（narrative）：叙述（narrating）；对于事件的描述；旁白叙述（narration）的倾向；说故事。

——（名词）被叙说的内容；对于系列事件持续描述的过程；故事。

（钱伯斯简明词典，1985）

"叙说"意指对事件的描述、说明，也就是说故事。《盖文先生与绿骑士》（*Sir Gawain and the Green Knight*）和坦尼森（Tennyson）所作的《夏洛特的女士》（*The Lady of Shalott*）等诗作都是在说故事，即按照一定的顺序描写事件。这些都是叙事诗。格雷（Gray）所作的《乡间墓地的挽歌》（*Elegy Written in a Country Churchyard*）是虚构的，它并未说故事，也不是叙事诗。描述、故事和叙说三者在这个治疗取向中常交叉使用。由字典的定义看来，它们意指通过叙说的行动，"选择生命片段"使之成为实体存在。

人们以第一人称叙说生命故事，并通过过去的记忆、目前的生活、不同社会情境下的角色和关系作为构建自我认同的基础。对他人叙说这些撷取自自己生命故事的片段，也是在通过内在独白向自己叙说，每一次的叙说过程都在确认故事的细节，并仍重复保有主流的主题和观念。一个人常常在叙说故事时，假设未来仍将如此。比如："我一直这么忧郁，我想我会一直忧郁下去。""我们的婚姻触礁了，我也看不出未来有任何出路。"有时，人们会通过故事说出他想要的未来："我一直很忧郁，但我想我自己将可以摆脱这样的状况。""我们的婚姻触礁了，但这种情况不能再继续下去了。"叙说的过程、叙说的内容都将通过与治疗师的对话逐渐得以修正。对这样的过程我们称之为"重新叙说"或是"改写生命故事"，这是借用写作和阅读文学的辞汇作为隐喻。文学理论在叙事疗法的发展过程中扮演着非常重要的角色，我将在第五章详述这些影响。

叙说作为后现代的概念

法国哲学家、神学家及文学家保罗·利科（Paul Ricoeur）在20世纪80年代中期出版了他三卷本的专论巨作《时间与叙说》，产生了深远的影响。同时期怀特和艾普斯顿正在发展他们对于治疗的理念（Ricoeur, 1984）。利科汲取圣·奥古斯汀（St Augustine）和海德格尔（Heidegger）的理念，将叙说视为人类意识的核心。他认为，叙说是心智结构的历程，我们从中定义我们与地球、卫星、恒星乃至银河系的存在关系；时间的线性概念通过历法的发明具体呈现；以当下作为立足点，对于主客观世界所发生的事件进行反思，过去与未来于此时交会，我们从中产生从过去到未来的移动感（Sheehan, 1997；Cobley, 2001）。这是从叙事诗走来的漫长过程。

字典对于叙说的定义只提供了叙事治疗运用的定义。如果那是叙说全部的涵义，那这就与其他邀请来访者向咨询师诉说生命故事的治疗派别并无明显差异。利科和其他思想家所认为的更广义、更有意义的"叙说"是一种思考人类生命和知识本质的方式，也就是我们现在所熟知的"后现代主义"。这个词汇有许多涵义，但核心精神在于对于世界和人类生命多元性的了解和认同。这两种方式都具有科学性和叙说性。传统上，科学描述在西方文化中享有较高的地位，后现代主义则较强调过去未受重视的叙说模式。

许多传统治疗师基于传统心理学——这门在发展过程中被学者定义为"科学"的学问，即观察现象并加以解释而形成理论，通过客观研究得到证实（Rogers, 1961；Garske and Anderson, 2003）。许多治疗师承袭创立心理学理论的专家们所认为的这门学问的"科学性"，假设通过阅读、思考和实践，新手治疗师可以铭记客观、专家导向的理论知识，学习评量动机的来源，发掘压力源，分析关系中的情结和心理机制，厘清隐藏在来访者问题背后的真相。但后现代观点假设，人们通过叙说具体表达个人对于日常生活及生命的理解，向他人及自己叙说的故事才是最重要的知识——即使这些故事只呈现了生活复杂多元面貌的局部。故事不只是重现记忆的中性语言，故事本身就是**具有影响力**的。故事或叙说将孕育出我们借以了解世界的概念与信念；我们所叙说的生命故事、所遵循的生活方式和未来将进一步讲述的生命故事之间，有着紧密的关联。

在一次访谈中，怀特谈及他在专业工作上的核心概念——"生命故事"的涵义：

> 人类是诠释的动物——在诠释生命经验这方面，我们扮演着主动的角色。这意味着对经验的诠释必然涉及认知架构，此架构提供经验背景，而人要从中归纳意义。故事通过认知架构形成。在诠释过程中所创造的意义影响了我们的生活、行为和在生活中采取的行动。生命故事或自我叙说的过程传达出我们决定撷取及对外表达的生命经验片段；故事或自我假说决定我们如何塑造生命经验。我们并非通过生命故事存活，而是故事塑造、组成并"拥抱"着我们的生活。（White, 1995a）

在这个段落中，怀特运用了利特及其他后现代作家对于诠释的解读。在此，诠释并不是由专家决定人们经验的真实涵义，也不是指将心理学的知识应用在生活中。这些都不是叙事治疗的本意。其他的心理治疗学派可能如此强调，但叙事治疗与之有着明显的差别。根据后现代主义理论，诠释意味着人们并非依据生活的本来面貌理解世界（这是不可能的），而是通过先入为主的概念理解世界。这些先入为主的概念来自过去的主观经验并构成了人们的想法，而且受到生活情境中的道德规范的强烈影响。

叙事治疗强调人们通过来自文化、社会的有色眼镜，而非自然的生物或心理因素诠释、理解他们带到咨询室的故事。这些社会文化的无形因素，是被我们所归属的群体和社会视为理所当然的假设和价值观，并且渗入日常生活和知觉观点。然而，这并不意味着这样的观点是牢不可破的：人们能够通过认识、思考这些观点的影响，有意识地选择是否继续接受。

语言本身具有澄清、扭曲和过度简化的特性，在注解的过程中扮演着间接而举足轻重的角色。通过语言和内在独白，我们界定、组织个人的思考和感受。语言是文化的产物，承载着假设，通过既定的意义和"标准化"的故事——意即已然存在的刻板印象故事——影响着我们如何诠释经验，并过滤出符合原来版本的故事。这些标准化的故事，像是功成名就、找到永恒的伴侣、为人父母、行为举止要符合社会对于性别的期待等，常给人们造成压力；在人们未能符合标准时，会丧失自我认同。

> 在对其他人描述我的处境、做我自己是什么感觉时……我检视了自己的状况，并试图找到我的核心特质……当我的描述带出了某种结构时，我可以直言，这是来自于我对自身处境的已然存在的想法。（Shotter，1985）

关于权力议题的主流文化叙说

叙事一词，有时我们称之为"大叙事"（grand narrative），应用于随历史洪流演进过程而形成的文化假设真理，有时使人感到困惑。在此想法下，在有关种族、身心障碍、性、性别、年龄和其他范畴的社会文化叙事上，治疗师都可能有着与常人不同的标准，叙事治疗尤其如此。以性别议题为例，女权主义者指出，父权的态度是如何渗透在社会机制和普通大众的思想中，并导致不公正现象的存在。在某些社交圈，关于女性特质的"必然"及附属的态度已较开放，即使在自认为抱持自由开放态度的男人身上，这些想法仍然在某些未被觉察的层面持续起着作用。对于性别议题保持觉察是叙事治疗的特性，这不只针对人们带入咨询室的有关性别的议题，也包括时时警觉咨询过程中的权力议题。性别议题只是咨询过程中需要注意的因素之一,所有治疗师未觉察的文化权力相关议题,都可能抑制或扭曲我们对来自不同文化或亚文化的人们的治疗。我相信,极少有咨询师赞成男性沙文主义、种族主义或是类似的观念,但叙事治疗更强调持续关注、对抗这些观念在主流文化中更隐微的表现形式。怀特重视女权主义者对深植在心理学当中父权假设的分析,也认同女权主义者对他的如下提醒:性别歧视和沙文主义容易在男性治疗师身上,以语调、对谈话的掌控、词汇的选择、一厢情愿的同理心以及文化性别规范等形式出现(1997a)。怀特坚持认为,我们无法回避主流文化的影响,因为男性治疗师生长在这样的文化氛围当中(1995a)。然而,他也相信,通过细微的自我检视和与来访者经常性的核对,治疗师将能减少主流文化的影响,这正是治疗师的道德责任。

后现代主义与"知"的叙事方式

现代化……通过一连串对外在世界及个人内在心智现象本质的科学研究过程而不断发展。(Parker et al., 1995)

虽然历史上有许多思想家在发展相关学说,但后现代主义仍以20世纪70年代为起始点。许多人开始质疑西方世界近三百年来关于主客观世界的假设。这样的思潮运动重新发掘了复杂、多元和未知的价值。虽然存在着极端的形式,以密集、隐晦的写作方式讽刺、贬损(Dawkins, 2003),但后现代主义仍是以谦卑的态度面对存在于世界的奥秘,特别强调没有任何事物存在终极确定性。后现代主义思想家当然确信地球不是一成不变的,现今存在的生物大部分是经过长时间演化而来,并且有大量证据支持这样的想法。但他们还要质疑对于婴儿早期未与母亲建立安全的依附关系将影响其未来生命发展的论述。他们认为这是无法证实的——科学观察和验证方式只能提供暂时性的假设,而无法全然客观。

从文艺复兴时期开始，少数知识分子开始相信，通过推理和逻辑，人们能够解开世界、宇宙及人类的奥秘。17世纪时，通过天文学的发现，人们得以探索并描绘在此之前未知的领域，牛顿等人朝此方向建立了系统理论。随后出现的理论进一步证实了这样的假设。达尔文和爱因斯坦的理论都渗入了我们日常生活的知觉当中，更强化了通过科学方法，我们终究能够发掘真理的观念。恩格斯、弗洛伊德和其他理论家在相对较难确知的**人文领域**（如经济、历史、心理）将自己定义为科学工作者，并以此发表论述。通过科学知识的发展所产生的核心观念，被视为理所当然，更进一步形成了人们隐而不见的**理念**，以假设、主流价值观或真理的形式出现。例如，现代媒体记者会几近自动化地询问人们的童年，以了解其人格及行为原因。

主流价值

后现代主义的发展仍限于特定的学术圈，而未深入影响西方文化，现代主义仍是主流。也许，大部分西方人对于世界的看法仍然受到现代主义的影响，而坚持以下观念：

- 因果关系是普世原则，且人尽皆知。
- 人们通过客观观察了解现实。
- 语言指涉并反应真实。
- 知识发展的历史是由专家运用技术和人文素养，展现其发掘自然及生物本质的无限潜能。假以时日，人们将能够建立完整的知识体系，并用以改善生活。
- 现代知识的"深度"与神秘性，超乎一般人的理解。探索世界需依赖专家珍贵的、高度发展的技术。
- 一如人类目前已发展出发掘自然及生物界奥祕的方法，关于人类内在世界隐微的个人及社会动力也已被发现。
- 在社会科学中，不同的学科以真实存在于人类生活的不同领域为基础。同时，关于人性的定义适用于不同的文化背景。

后现代主义挑战了这样的理念。这样的反应部分起因于许多被视为"科学"的神圣行动无法实现其所许诺的乐观美好的未来。即使在后现代主义一词出现之前,已出现对于科学宣称其本质客观、代言真理及动机纯善的反对呼声。人们对于科学宣称能够重现客观真实产生了怀疑。科学家开始失去他们作为超越表层现象的"真像调查员"的地位。人们开始认识到,科学家的研究及其诠释研究结果的方式受到社会、政治和个人因素的影响。德国的科学家在20世纪30年代发表的研究结果宣称,经过科学验证,某些族群属于次等人类。数百万人因此在毒气室中遭到杀害。盟军在1945年投下原子弹而结束第二次世界大战,随后发展的氢弹使人类面临灭绝的可能性。毒气室和氢弹的出现改变了人类的意识。尽管医学发达,但仍无法治愈癌症或防止艾滋病蔓延,抗生素无法对抗细菌。污染、全球变暖以及人口激增已为世界带来新的危机。在"科学"经济备受推崇的今天,贫穷、失业和经济衰退仍不断发生。人们普遍处在压力状态和内心痛苦当中。切尔诺贝利核电站的事故使全世界饱受辐射毒害的威胁;东欧数百座不稳定且具有毁灭性的核电厂的存在更加大了这样的威胁。全世界每年仍有百万以上的人口死于战争、内战及饥荒。

以上只是近代史上悲惨故事的冰山一角。这些故事在推翻现代主义的理念。技术的和科学的创新创造了许多伟大的成就,但却也导致了灾难及威胁。令人质疑的不只是理性科学的研究程序和结果,还包括独立于文化和社会影响之外的理性科学和绝对客观。后现代主义质疑,科学方法论是研究并探究现象的一种方式,而在人类知识领域当中无法完成、解释和运用此方法论,但科学对这两者间的差异无法辨别。思想家们对现代乐观的期待,已逐渐被后现代的相对、灵活性、重新思考过去所认同的和既定规范的氛围取而代之。后现代主义认为,所有的知识都是暂时的、受到社会政治影响并且与社会权力相关。科学重新被定义成一种"知"的特别方法。

后现代主义并不是要摧毁某种理念或采取某种道德立场,它只是提出"*为什么*"的质疑。所求得的答案可能重复现代主义理念,并在此过程中以不同的角度和方法重新思考、检核、拆解、测试。此即为"解构"的意义：详细检核，没有所谓的"理所当然"，以一种好奇的探究之心看待假设和理念。解构是我们个人直观的生活试炼，并具体呈现在内在独白和对他人的叙说当中。

自然科学与社会科学：令人误解的类比

对科学客观性的尊崇使我们认为，物理和生物领域的法则可类比人类生命中的思考、情感和行动领域。我们在这两种领域使用同样的概念和语言：社会科学、研究发现、机制、症状、动力、适应不良、功能、功能失常、病理学、创伤、健康、崩溃，等等。这样的类比又进一步强化了人类生活的运行方式与生物或机械领域有着相同法则的观念。后现代主义认为，无论以经济学、心理学、社会学、人类学还是其他自成一家的学派的观点来看，变化、独特、多元的人类生活包含了太多不确定和复杂性，因而难以骤下定论。人类现实不受约束，我们只能形成假设，而难以去验证。因为所有的验证方法都必须考量当下持续改变的因素。后现代主义的思想家们并不否认精密计算和对照研究所得出来的成果能够提供"可能"的有效建议。但对于所谓"真理"或"真相"，他们抱持着谨慎的态度。因为专家的知识的确可能是局部、暂时、偏颇的知识，而与人们日常生活中独特的经验与智慧有着天壤之别。后现代主义的思想家们了解到，叙事治疗中所谓的"局部知识"，有着与专家知识同样令人尊敬的价值。在叙事治疗中，日常生活知识的具体语言表达比专业术语更加宝贵。

互补的"知"

后现代主义并不盲目尊崇经验性或局部知识，或者盲目信仰民间智慧。现代主义者错误地倡导科学凌驾于其他形式知识之上的"科学至上主义"，而后现代主义者则在尝试避免重蹈覆辙。

> 后现代主义反对现代主义中二元对立的想法，而代之以描述差异

及细微之处……在此并非"反现代主义"……更确切地说，这个取向是要在新的背景下，重新拼贴、运用传统元素。（Kvale，1992）

米歇尔·福柯（Michel Foucault）是怀特尊崇的思想家，其学说对当代世界有着重大影响。福柯在一次专访中提到了对后现代主义的看法：

> 我认为有一种普遍滥用的倾向，告诉人们应该要反对，将已经发生的当做是压迫的一种形式，将之视为主要敌人并使自己从中解放。这样简化的态度造成了当前一连串的危机：首先，倾向于追求廉价的复古风潮，希冀从中得到往日根本不存在的幸福。例如在欧洲，人们未好好学习农家精神，却表现出十足的虚荣心态，期待通过模仿农家建筑，成为拥有茅草屋顶的私人农庄主。（1984）

福柯的目标是为后现代主义正名，并以"建筑"这个后现代主义最早得以具体表达的领域为例。现代主义建筑的特征是：大量的钢骨结构，将内部分割出许多单元，至少从20世纪30年代起就避免圆形的建筑样式。人们传统的社区生活居住形式逐渐被摧毁，取而代之的是现代生活空间常发生龟裂且壁癌丛生的玻璃和水泥结构、危险的楼梯空间、时常出故障的电梯，以及自家庭院的消逝。后现代建筑开始询问并回应人们的渴望，以设计出不同的建筑类型。几何形式的建筑风格回应着传统样式和格局。后现代建筑有时会加入有趣、幽默和生动的创意，随心所欲，"喜欢就好"。迪士尼乐园即是此中代表（Ghirardo，1996）。小型但融合当地特色的样式和建材取代了高楼大厦，人们得以保有隐私又同时能够与邻人接触。但这仍不是普遍的设计风格，高楼仍在一栋栋的兴建，后现代的设计元素，例如天然石材或原木未受青睐，许多新房子仍然配置着金属窗棂。

后现代的理念很快地从建筑界扩展到其他领域。人类学很快涌起一股思潮，从重视专家知识转而重视人们对于自己生命知识的贡献。例如，人类学家不去假定某一群体的成员已然了解某种物品的重要性，而是询问他们，物品对于他们而言的意义为何。

> 这并不是要你与作者心灵相通。让每个人去召唤自己的灵魂更为重要，人们无需大费周章。重点是去找出他们想做什么。（Geertz, 1983）

"诠释的转折"就此发生。随着后现代理念的传播，人们开始以一种新的方式描述生命历程，从中提取意义，并且以全新的方式认真看待这些叙说（Geertz, 1973, 1983, 1995, 2000）。对于世界统一运行法则的假设，随着愈来愈多的探究消逝在充满差异与多元化的现实当中：唯一能将弗洛伊德、皮亚杰、冯·诺依曼和乔姆斯基（未提到荣格和斯金纳）联结起来的理念，就是人类的思考机制不会随着时间、空间、文化和环境变动，而且他们了解这样的机制。唯有整合科学和局部知识才能为人类生活经验创立出更周全的假设——通过具体的经验性和假说性知识提供精确、独特的主观经验，再加上研究者运用科学方法，才能从多元的真实中提取出假设和理论。

后现代主义并不抱持"思考和实践远优于关于过去的'知识'"的态度。后现代主义者认为："我们不认为专家的知识等于真理，而*我们也从未拥有专家知识*——我们必须不断带着全新的角度思考，并且谨记我们的已知是不全面的。"

> 简而言之，如果我们期待直接面对人性，就必须对细节好奇，超越造成误解的标签、超越抽象形式、超越空洞的类比，坚定不移地掌握不同文化、个人独特的核心本质。在这个领域中，真理之路朝向大众、朝向简明易懂的科学之路，并且与特殊性、情境性、具体性息息相关，但在理论分析下，又具一定的组织、方向……这意味着我们必须穿透令人敬畏的复杂性。（Geertz, 1973）

叙事与意义

无论我们通过何种形式或语言表达"局部知识"，如朋友间的闲聊、传记文学或是在咨询室中谈论问题，都是以"故事"的形式，以顺序的方式呈现经过检选的元素。我们也通过这些关于自己的故事形成自我概念：

> 近几年，我以一种与理性思考非常不同的方式看待世界：既非推理也非归纳，而是用故事或叙说……其价值就像检视世界诞生那一刻的物理现象或历史过程。当我们回顾自己的生命经验时，为什么不能用同样的方式好好探索呢？（Bruner, 1987）

> 叙事是人们借以为自己的经验寻找意义的实践方法。叙事的功能在于了解生命的意义，并且在日常生活中通过点点滴滴的行动来实践。它给人们提供了解过去生命事件以及计划未来行动蓝图的架构。其重要性在于彰显人类存在的意义。（Polkinghorne, 1988）

专家知识和经验性知识最大的差异在于，后者包含个人的意义——而且并无意图成为客观性的知识。它是人们重要的第一手经验。叙事治疗将这种从实际、具体、经验中得来的知识称为"局部知识"（Geertz, 1983）。这个词汇可以同时运用于群体和个人。所有旧式连栋建筑社区中的成员、街角的商店、当地的酒吧中都蕴藏着未经发掘的局部知识。1965 年搬入高楼，对原本的社区生活方式来说是场灾难。同样的，在社区中，一位成员可能因此受抑郁症所苦，因为她必须切断与其他居民的日常互动，而其关于过去社区生活的局部知识亦将随之埋藏。其孤立的处境所造成的影响远超过明亮的新厨房和热水系统所带来的便利性。

后结构主义

在后现代主义的巨伞下，仍有分支的学派发展。后现代主义是对于理性主义、权威本位的现代主义世界观所产生的反动。后结构主义顾名思义是对于结构主义的反动，并在 20 世纪 50 年代以后开始发挥影响。

结构主义的思想家们宣称：所有人类生命和活动存在一种深层结构，其重要性远超过局部和个别差异。这是较难理解的概念，所以我将通过文学理论的实例说明。结构主义的文学理论尝试寻求整体文本的平衡结构，并通过所有元素间的平衡展现力量与价值。这样的传统也被应用在小说创作上。例如，将一连串的事件写入章节，事件的发展有着清楚的一件接一件的序列，初始的困难和不确定性在后面的章节得到解决，整个故事是有主题的，如任务等。当然，这样的结构要通过语言的结构与读者沟通，语言结构与历史背景则不在作者的控制当中。巴特斯（Barthes）在名著《作者的死亡》（The death of the author）中，主张所有的文学作品都是以沿袭自语言结构的形式呈现，作者不过是预先存在意义的传声筒。在结构主义观点中，另类的小说家，如詹姆斯·乔伊斯（James Joyce），阿加莎·克里斯蒂（Agath Christie），亨利·詹姆斯（Henry James）和伊恩·弗莱明（Ian Fleming）同样适用于结构主义的分析：

> 我们不能完全相信叙事所呈现的"真实"。上班时接电话，邦德会"回应"。作者告诉我们："与香港人沟通一如往常的困难"。在此，真正的讯息既非邦德的"回应"，也不是电话的通话品质不良；这样的偶发状况会使人对"生命"产生错觉。真正的讯息，在稍后的章节显现出，是电话地点的定位，也就是香港。如此，在所有的叙说中，失真常伴随偶然发生；叙说的目的不是要重现，而是要为我们呈现一种悬疑的氛围，而这不可能全然模拟"真实"生活的秩序。现实的连续性不是由一系列的自然行动组成，但却是合乎逻辑、有惊无险地呈现。（Barthes，1966/1988）

一个后结构主义者会说，那又如何？是什么样的文学分析会从这本特定的小说中选出这个片段做为例子，而对整部小说浮华、陈腔滥调的散文形式和性别歧视、暴力视而不见？巴特斯隐然鄙视那些强调文学的价值在于重现人类经验、彰显作者的观点和视野的人们。他引用了特雷·伊格尔顿（Terry Eagleton）的语言来评论结构主义，认为这是"排除实质内容……而全然着重于形式"(1996)。结构主义分析的盲点在于抛弃重要的元素,亦即作者通过特别的、个人化表达和描写生命,而赋予文学作品以独特的风格。

这并非暗示作者组织文学作品的方式不重要或没有研究价值;缺乏组织事件和关系的架构将无法写出令人满意的作品。但组织架构无法传递作品的意义和价值。结构分析的语言也许在提醒我们,书写文本和生活即兴的口语表达无法做紧密的类比。

后现代主义治疗

对本质论隐喻的质疑

我们生活在稳固、三维的自然世界,当中充斥着自然及人造的物件,如湖泊、树木、房屋、电脑、汽车以及人造建筑等,由相关部分组成整体。这些物件有外观,以及隐藏在外观下维持功能和稳定的元素。当内部要素开始失去功能时,物件外观可能会开始出现肉眼可见的变化。比如皮肤上的红疹可能是身体有疾病的症状;荧幕上令人不快的指令可能代表电脑中毒;墙壁出现裂缝可能是房屋倒塌的前兆。如果外观上没有任何线索,通常就必须要进行更深入的检查,比如打开引擎盖、打开电脑机壳。拥有特殊技能且训练有素的专业人士要设法找出问题的根源和解决的方法,并且将其付诸行动。

这些用以描述物理现象的辞汇,也被运用来描述人类经验、心理现象和社会功能。后结构主义使我们重新检核这样的语言和其所带来的影响。

在将物理范畴的词汇运用在人类经验上时,我们不容易觉察这样的语言背后所隐藏的涵义,因此容易误解此种语言所呈现的意象和概念。隐喻可用来指称人类世界的真实。通过隐喻的结构和深度描述人类生活的语言已经渗透在日常生活以及心理学和治疗当中。有些隐喻将心灵描绘成互动性结构。弗洛伊德以水力学的架构诠释人类的心智活动,如"潜抑"、"抗阻"的概念，与水压的释放相互呼应（Freud，1917；White，2004a）。

在叙事的隐喻成为中心思想和使用语言之前，怀特和艾普斯顿的早期著作中常充斥机械控制系统的隐喻。这样的语言属于结构主义的范畴。结构主义者断言在心理学和社会学中，"人"（man）是由超越其意志或个人控制的结构塑造出来的。"（Kearney，1991）这些深层结构包含人类的天性、无意识、人与人之间互动的模式、超越文化的家庭模式、宗教信仰和神话原型。这样的深层结构超越文化和时空背景，属于全体人类。

怀特坚信叙事疗法是后结构主义的（1997a；1997b）。其他叙事治疗师继承了怀特的观念，没有任何叙事治疗的著作质疑这样的观念。在检核、质疑结构主义者"表浅是深度的反义词"这个隐喻，或是机械互动论的语言时，怀特提出另一种隐喻，以帮助我们挣脱如"难以改变"或"需要专家指正"的语言限制。他建议在治疗中，对于一向受推崇的"肤浅和深度"（如"他对生活的描述很肤浅"，"她对自己的动机缺乏深度觉察"），可以代之以"单薄和厚实"、"贫乏和丰富"的说法。

生命叙说的厚度

以"薄或厚"、"贫乏或丰富"的隐喻描述生命经验，源自于莱尔（Ryle）。克利福德·戈尔茨（Clifford Geertz）在《文化诠释》（*The Interpretation of Cultures*，1973）一书中对此进行了探讨。莱尔指出，同样的行动根据行为者的意图和情境而有不同的涵义，外在观察者因为个人先入为主的观念而可能做出错误诠释。这个论点在葛根（Gergen）的文章中也有所着墨。他以将近9页的篇幅，对于"一个男人轻触一个女人的秀发"这样简单的行动作出了各种可能的解释（1982/1994）。戈尔茨将"单薄的描述"定义成观察者的诠释充斥着未经觉察或受到社会影响的偏见。而"丰厚"的描述意指事件的意义与参与者息息相关。他以描写摩洛哥和犹太部落间复杂的连续窃羊事件为例，在这片法国殖民地上，官员以自己的文化假设来诠释这场冲突，全然未觉这些事件对于部落的特殊意义。

怀特认为，贫乏的生命叙说是因为人们未检核传承自社会及文化的理念,而丰厚的叙说则较贴近真实而复杂的生命经验。贫乏的叙说可能来自专家诊断和评论的影响,专家的权力掩盖了来访者直接的局部知识。贫乏的假说可能是受人们生命中权力形象和机构的影响。一个大男子主义者可能使女人怀疑自己的价值;老师对学生的讽刺或是对作业的批评可能影响学生的自信;医生对患者强迫症的诊断会使她觉得自己有病;在原生家庭中受到虐待的成人可能在内心深处仍然坚信自己不值得被爱。叙事治疗协助人们重新检视生命经验,通过局部知识和经验,产生对于生命经验更丰厚的"对比性描述",扭转主流价值的影响。戈尔茨借用海因茨·科胡特(Heinz Kohut)的说法,认为这是更贴近真实经验(experiencenear)的生命故事。女性可以决定自己的价值,而非维系于丈夫对她的评价;孩子可以重新赢回自信;病人可以拒绝贬抑的病理化标签;成人可以感受到爱。受权威影响的贫乏生命故事,可以加以丰厚而成为更具说服力的局部经验和知识。

社会建构论

人际与文化因素对个人建构主流故事的影响

属于社会心理学范畴的社会建构论强调,社会文化及规范如何渗透并影响个人的思考、互动、认同及个人内在动力。这与传统上以个人或伴侣为中心的治疗方法并不相同。传统治疗方法的观点认为,个人或伴侣受到人际互动和过去负向经验的制约。这些经验以"伤害"或"病理"的方式储存为个人内在经验,成为其内在核心特质和动力。这类传统治疗的假设是:伤害是必须通过治疗师矫正的。这在现代主义的咨询文化中体现为:协助人们找到早期经验对于潜意识的影响;拥有更符合逻辑的思考方式;通过训练过程发展出替代性行为;与来访者发展出接纳、同理的治疗关系。以此方式进行咨询,来访者所受到的社会阶级的影响极少被纳入治疗过程。相反地,抱持社会建构观点的治疗师在咨询过程中不会将焦点放在内在破碎的自我或是个人病态心理上，而是关注社会文化如何影响世界观的建构过程，而这些观点又是如何回过头来影响我们的行为和与他人的联结方式。社会建构论者认为，未经检核的社会文化规范被个人、亚团体和社群当做"真实"。他们认为我们不断通过这些未经检核的观点建构主观真相，一如杰罗姆·布鲁纳（Jerome Bruner）所说，"我们的生命所独具的'形状'——我们粗略而又不断变动的内心脚本——是可以经由……文化系统加以诠释……而被自我和他人理解的。"（1990）几年前在英国，有一位年轻人跟踪、恐吓一对夫妻，因为其在驾驶中并未让路，最终导致这对夫妻死于车祸。抱持社会建构论的心理学家不会从内在动力去思考这个年轻人的行为，而是会从他所归属的社群所持有的观点去理解：某些驾驶行为被视为挑衅，而以暴力、危险的方式反应是有效的且能表现男子气概的；一如许多男性的暴力行为，同样是出自对于荣誉的扭曲观念（Archer and Lloyd, 2002）。

社会建构论是后现代主义的一支，它主要质疑通过"个人心理学"获取信息的真实性，并同时强调人类生活的多元性、变化性、复杂性和互动性。彼得·奥萨里奥（Peter Ossario）曾在论文中明确地主张：

> 心理学理论将个体描述成受限、扭曲的……有没有任何观察资料可以告诉我们，行为不是宣泄本能的结果；行为也不是个人过去经验和当下情境互动的结果；或者个体不是这个世界的生物？当然没有。（Ossario, 1985）

奥萨里奥认为，传统心理学无法为临床工作提供理论基础，所谓"临床诊断"的假设也不过是从"粗糙的督导"和"胡说八道"中推论而来。他认为，2000年的历史证明，所谓真理不过是"棘手的迷思"，我们需要的心理学观点是"真实总是相对的"。心理学事业需要从人们的直接经验形成系统观。奥萨里奥相信，通过社会建构论，我们将有新的进展。

相较于奥萨里奥的犀利，约翰·肖特（John Shotter）较温和地指出，叙事可以成为社会建构心理学的基础：

> 每个人在社会上都是……环环相扣的整体的一部分，我们彼此扶持、定义彼此的功能，每个人都是通过关系的参与而认识彼此的……我们需要的是在日常生活情境与事件中，描述人际关系和个人内在层面……让我们看见人们的不同面……就如同在风景画中，不同景物排列在同一幅画当中。从各个角度来看，每个人都彼此关联……我们却过度专注于成为超然的观察者及对孤立个体的研究。(1985)

社会建构论者不同于决定论者。叙事治疗师借用建构论者的观点主张，虽然社会文化因素对于思想及行为有强大的影响，但其影响是可受识别、检核以及摒弃的："通过治疗对话……带入真实世界中对于生活未受质疑的习惯和想法，生活的方式是文化和历史产物的事实清晰可辨，而不再被视为理所当然。"（White，2004a）

"自我"的另类观点

社会建构论者质疑"核心自我"的概念。他们认为，自我认同是社会建构在个人处于不同环境中，在不同时刻协商下的产物。显然，人们的自我认同是生活在重复、一致的情境中所产生的连续性"假象"（Gergen and Davis，1985；Anderson，1997；Gergen，1992，1999）。自我认同就如颜色一般，颜色并非天生而来、固定不变地附着在物体上，而是视神经随着环境光线折射所产生的生理反应，当人们认识到这一点，就会产生困扰并感到迷失。较中庸的观点是：一个人的自我认同是主观的连续性和社会环境不断互动下的结果：

> 自我认同就像是一个人的自我定位，使我们处于人群之中而仍能了解自己的独特性和存在感，拥有自己在身处的环境中据以思考和行动的内在观点。但"自我认同"也代表一个人拥有自己个性独特而完整的主观感受。这里所谓的个性包含一个人对于自己的观念。在此，自我不是一种"实体"……而是一个人个性的"集合"概念……我们似乎同时拥有3种个性，虽然其中没有任何一个是实体存在……当我

们以名词编造出陈述个性的方式以表达"自我",这样的方式在文法上,是一种实体存在的陈述。(Harré,1998)

社会建构论面对价值时,因拒绝个人内在心理的影响而造成不安的感受。然而,这种观点所带来的益处是:带领我们以全然不同的视角看待我们的主观经验。社会建构论迫使我们重新检视我们生活的基础,并且将理论与真实的生活经验相结合。

后现代主义并不会引起探索心理潜能的怀疑论。通过揭开现代主义论述的神秘面纱,它尝试缩短社会和心理学之间的距离。通过后现代主义的论述,我们了解了科技为价值服务,更重要的是,它鼓励心理学家们倡导不同形式的价值观,发展新的认知体系,在文化上呈现多元的选择……杜绝过去虚假的可能,更充分地整合学术与当代文化,这也是使我与其他人深受吸引的原因。(Gergen,1992)

知识与权力

米歇尔·福柯在20世纪70年代以后的著作中分析了西方思想、政治权力和社会机制三者之间的关系。他在后现代主义的架构下通过心理健康与病态、纪律与惩罚以及性等主题探讨了理念、实践和社会组织机构的关系。他主要的关注焦点在于通过历史演化探讨社会组织机构与观念对于个人的意义,而非以现代主义的方式,必然、绝对地呈现并诠释这样的主题。

对福柯而言,没有确定性存在,没有所谓历史和社会的普遍性知识存在。他的策略是尽可能不依赖普遍性法则进行分析。他的主要方式是在每次遭遇人类本质现象时,提出历史的相对性观点。(Rabinow, in Foucault, 1984)

福柯认为，西方社会已发展成借由实际或想像中的专家知识维持权力阶级。权力通过社会组织机构而运行，如医院、疗养院、阶级和法律。近来社会权力不再由暴力威吓建立，而是通过绝对崇敬地守护专家知识以维持权力阶级，接下来隐而不显地说服人们内化、停留在安排好的社会地位上，并将之视为理所当然。在19世纪初，新的监狱建筑形式使犯人受到狱卒监视，并使他们不确定自己何时受到看管。福柯对此有着著名的论述：圆形监狱的设计代表着现代主义的态度：

> 监狱是执行刑罚之处，也是犯人受到观察之处。这个处所采取了两种形式：监视，当然包含犯人的每个举动、思想、内在深层的状态和改善情形；同时，监狱也必须是犯人重新学习客观知识的所在。

监狱权威所具有的知识——心理学——与禁锢铁门和囚房的设计一样重要。这样的知识通过对犯人的监视而来：犯人受到监控，并且知道自己受到监控，其行为举止并无隐私可言，他们因此表现出符合当局期待的行为方式（或至少受到影响）。在机构的监视下，为求生存，他们必须扮演好囚犯的角色，并为此内化好犯人的角色行为，成为机构要求下的附属品。在奥威尔（Orwell）著名的小说《1984》中，"老大哥"代表着隐藏着的权力阶级的伪善形象，而福柯对于许多机构权力、知识、控制的分析揭露了许多存在于社会的伪善。他引用了19世纪初期一位医生在观察了病人症状后所给予的治疗建议，这位医生虽然强调要考虑病人的情绪和感受，他所使用的语言也看似慈悲，但却充满了权力的暗示：

> "要专精于控制病人的症状和情感、缓解痛苦；减轻焦虑并满足他们的需要，要忍受他们奇怪的想法，善用病人的特质和意志；对待他们不要像暴君统治奴隶一般，而是要像慈爱的父亲守护子女的命运一般……"这段话字里行间充斥着权力。隐没在全能父母权威底下的，是君权注视的逐渐建立过程——这是带着权威知识和决定权力的注视，同时也是统治性的注视。

福柯分析了人们在权力的位置上，如何通过专家知识的从属建立技术并维持权力地位。表面上充满伪善、监视并在不知不觉间促成从属关系的内化，这与高夫曼（Goffman）对于精神病院的机构式权力研究相互辉映（1961）。

福柯对于怀特在叙事治疗中的政治权力考量有相当深远的影响。怀特主张治疗是协助来访者反击加诸于他们生命中隐形的权力关系。许多在咨询室中谈论的主题都是经由社会建构，并与权力的行使有关。这样的问题往往使人们的自我认同及生命发展受到限制。这些方面都是叙事疗法相当重视的部分。以下是我在实践工作中所觉察到的强烈的权力或政治倾向。

行使外显权力的实例如下：

- 丈夫可以偶尔对妻子施暴，也许是一年一次，妻子将永远活在恐惧的胁迫下，随时担心下一次暴力攻击的来临。
- 政府对于学生行业成就的评估决策使得教师们因大量增加的行政文书事务而被逼到绝望边缘，而学校主管总是要求教师于期限内完成。
- 因为青少年子女在体力上的优势，父母在家中难以对其施以管教。
- 妻子病重，先生在与主治医师会面时被告知能够随时进出病房探视，但总是被行政人员拒于门外。当他终于设法见到主治医师时，警卫却威胁要他离开。

人们内化了外在观点而进行自我审查的实例：

- 一位女性的同伴不断以关心之名陪伴她，并告诫她应该如何选择衣服、发型、阅读的书籍、观看的电视节目；甚至在未告知的情况下就来到该女子所在的运动俱乐部，查看她的行为，确保她并未与其他男性过分亲密地交谈。直到这位女子因为无法对这种"关爱"的举动心存感激而感到自责。
- 伤心的寡妇因为无法做到朋友让其"放下先生"的建议而觉得自己无能。

- 女儿为了照顾年迈的母亲而无法拥有自己的生活，但却接受她居住在附近的兄弟无需照顾母亲的现状，只因为这是女性的责任。
- 丈夫坚持自己必须维持婚外情，因为他对于妻子及另一个女人的爱是全然不同的，妻子却因自己无法接受这样的安排而感到自责。

我见过许多不同的来访者，他们受到伴侣控制，受到上司欺凌，害怕失去工作而忍气吞声；在求助过程中，因为专业人士的自负和颐指气使而受到羞辱。自我监控是非常普遍的现象，常使人们自觉无法符合伴侣、家人或社会期待。我更常见到来访者因为自觉永远无法符合父母的期待与标准，而在父母过世后受到罪恶感强烈的侵蚀。

小　　结

叙事在治疗架构中意指来访者对自己或他人所叙说的生命故事，叙事同时也是人们或社群直接的经验性知识。后现代主义思想家认为，局部的知识与科学性知识同样重要，特别是对人类生活的背景而言。后现代主义的观点强调知识暂时性的本质，并质疑许多现代主义者在西方社会散播的真理及主流知识。许多主流知识都被讥为是个人为建构或维持权力地位而自我合理化的辩护，这种辩护常常以善意或科学的伪装出现。叙事治疗以后结构主义的思想为基础，挑战了现代主义以物理机制类比人类生活、生物运行法则及人性的学说。这种对于人类心理的深层结构和症状的类比方式，将使生命故事单薄，难以丰厚，对叙事治疗师而言毫无助益。其差别在于前者的生命经验叙说深受未经检验的文化、政治因素形成的理念所影响；后者对于生命故事的叙说植根于人们通过直接的生命经验而形成的属于自己的理念。叙事疗法的开创者认为，人们对他人和自己叙说的生命故事对于如何理解世界、选择生活方式、定义自我认同有着最深远的影响。这些生命故事常被未经觉察和检视的社会规范及专家知识所扭曲。

第三章 协助人们描述问题

个人的故事

我们常随口在家中或工作场所，对伴侣、亲友和同事诉说生活中发生的故事；有时候诉说的对象我们并不熟悉，如咨询师等。我们从记忆中撷取片段，在诉说的过程中创造故事，另外再加上手势、语气、戏剧性的转折和肢体语言。当我们独处时，常沉浸在"未言说"的故事独白里，虽然有时不合语法，但在此过程中，我们将记忆编织成不完整的、生动而没有结局的连续剧。

说故事是人们与生俱来的技能。杰罗姆·布鲁纳（Jerome Bruner）引用了杜威（Dewey）的论点，指出儿童具有理解语言结构的本能；而乔姆斯基的理论认为，我们通过语言沟通并理解周围的世界（1990）。布鲁纳对于语言发展的研究显示，孩童天生拥有组织、理解母语的能力（1990）。盖瑞·马可斯（Gary Marcus）证实了这个论点（Radford，1990）。人们因为理解经验的需要而创造故事，并从小就通过说故事的过程理解经验。布鲁纳描述了一个有趣的实验（Nelson，1989）：他们连续18个月录制一位名叫埃米利的小女孩的儿语。她大部分时候都在摇篮中，身边只有玩具陪伴。随着语言能力发展，她自发性的表达变得愈来愈符合故事的组织架构。她的儿语内容逐渐依序整合事件及对事件的反应，发展并表达出因果关系的概念，通过儿语觉察及假设动机、发掘事件的不合理性，并尝试通过叙说解决过程中的模糊地带（Bruner，1990）。

> 埃米利在3岁之前就因为不断叙说的练习而熟练顺序、规则和观点。真实生活提供了素材，使她能够不断通过生活经验及故事与人互动……我们从她与父母交谈的喃喃自语中发现了一种"做对事情"的强大压力，她要思考并理解摊开在她面前的选择。毕竟，她的父母都是知识分子。(1990)

人类学家描述了各种不同文化中，通过仪式性或非正式的方式说故事的重要性。日常生活的经验和学术研究同时证明了人们叙说经验的普遍性及重要性。语言、社会背景、文化理念和假设对故事的内容影响深远。

随着生活经验的开展，人们对自己和他人叙说的故事趋向多元而复杂——更确切地说，借用杰罗姆·布鲁纳的妙语，这是我们"粗略且持续改变的自传初稿"(1990)。小埃米利在摇篮里，也在录音机的记录中，留下了超过500天描述主观经验的儿语独白。

> 在她幼小的生命中，弟弟史蒂芬的出生不仅剥夺了她独生女的地位，同时也占据了她的房间和摇篮。不久之后，她被送到吵闹的托儿所。由于父母亲都需要工作，所以他们也请了保姆在家照顾。在规划不良的都市空间和拥挤杂乱中，她的喃喃自语就更多了。(Bruner, 1990)

随着生活经验累积的多元和复杂，我们在生命后期通过思想和互动不断创作个人的故事，并且使这些故事交织在生命记忆中。但我们无法精确无误地记忆生命中任何一个片段。关于生命经验的印象都只是选择性的记忆——即使是1个小时前的经验也不例外。即使是重要的回忆，比如生命中最灿烂、最黯淡的时刻，或是最能代表我们自己的指标性故事，也都难免受到扭曲。

金斯利·埃米斯（Kingsley Amis）的小说《老魔头》（*The Old Devils*）当中有一段用了喜剧性的反讽方式，生动地描述了这样的现象。其中一个片段描述：马尔科姆40年来珍藏着与他的爱人瑞安娜一起在海边共度一天的记忆。在长时间的分离后，他们再度重逢，在他的提议下，他们一起驱车前往海边。在车程中，他欣喜地一再重温这段回忆里的每个细节：暴风雨后的景象、天气、他借来的车子、车库里发生的小插曲，等等。瑞安娜极不自然地附和他的说法。马尔科姆发现了这样的现象并且开始迟疑了，他不确定瑞安娜是否真的记得这段过去。这使他非常失望，但突然间，记忆开始变得鲜明了。他意识到，他在过去 40 年间一直将这段回忆与另一个全然不同的事件混淆在了一起。在生命中大部分的时间里他一直重复告诉自己这段与瑞安娜的故事，但现在对她诉说这段记忆的时候，事件开始回到原来的时间顺序，正确的记忆再次浮现，他重新体验到真实的故事，这使他感到沮丧和失望。他也曾经期待在千里之外过着不同生活的瑞安娜能够偶尔带着愉快的心情记得这一天。但他现在失去了他所珍藏的记忆。这一个章节与小说其他地方描写的情绪贫乏的现象形成了强烈的对比（1986）。

我有时会在工作室里邀请咨询师在 10 分钟内写下他们的自传。他们总是需要更多的时间。半小时？10 年？如果要尽可能地回想，一个完整的生命故事即使花上一辈子甚至是更久，都仍然无法被完整地描写，总会有被我们遗漏的片段。即使努力详尽地描述我们生活的片段或是全貌，都只能是吉光片羽，只能是我们经验的"地图"，而无法涵盖全貌。我们只能拥有不完整的地图。这并不代表地图是不正确的，但地图始终不等于完整面貌。

来访者带着生命故事来到咨询室，同样也是在呈现他们的"生命地图"。混乱、忧虑、挫败常是他们所记得的生命面貌。这是"问题导向"的故事（White，1989）。这样的故事值得尊重、相信，但仍有其他不同的故事存在。

> 人们带着故事进入咨询室，因为他们希望能写出不同的生命故事，但不知为何无法做到。他们是自己生命故事的作者，但在这样的情况下，他们需要与人共同创作……人们通过这样的过程重新组织自身意义和存在。他们通过对生命故事的创造来面对。每个人都是说故

事的人。每个人都有故事要说。如果没有故事，那他就无法肯定自己存在于这个世界。生命故事使他成为一个活生生的人，但这也构筑成他的牢笼……人们对于自己害怕的故事相当忠诚，这也是为什么治疗需要存在。慢慢的，你将一起与来访者共同创作出新的生命故事，编织出关于一个人生命的新面貌。（Cecchin, 1988）

切金（Cecchin）并非本书中所定义的"叙事治疗师"；他是系统疗法的先驱。但就以上的引述所显示的，也如同迈克尔里奥德（McLeod, 1997；Angus and McLeod, 2004a）所主张的，来访者对于生命故事的叙说要比治疗师所给予的命名更加重要。怀特和艾普斯顿以下的文字与切金的主张有异曲同工之妙：

> 我们假设人们遭遇问题，因而寻求治疗；当他们在叙说这段经验，或者他们的经验被他人叙说时，都不足以完整涵盖他们的生命经验。在这样的情况下，他们的经验将与主流论述有所抵触……我们可以假设当一个人寻求治疗时，他期待能够通过治疗过程形成新的自我认同，或者通过发展支线故事使他能够展开新的人生意义，带来更多令人期待的可能性——在这过程中所创造出的意义将使他从中获益，更加开放并提升对自己和生活的满意度。（1990）

为了鼓励人们叙说他们带入咨询室的故事，叙事治疗师从一开始就会尝试发掘故事中基调不一致之处，并在治疗的稍后阶段使之成为替代故事发展的空间。我将在第四章继续讨论这个主题。

相似的开始

作为一个叙事治疗师，我要如何回应我面前的来访者？也许这是他第一次接触全然陌生的咨询师，在一个不熟悉的空间里诉说他的痛苦、挫败，甚至是私密的、尴尬的、从未跟任何人分享过的问题。

我请来访者谈谈是什么使他前来寻求咨询。如果他迟疑的话，我会等待，建议他慢慢来，并且通过身体的姿势和眼神接触，让他知道我已经放松并准备好倾听。这对读者而言可能相当熟悉。叙事治疗的第一次咨询过程与其他学派的疗法并无太大差异。大部分的来访者会准备好开始叙说他们的故事，并且逐渐放松。人们逐渐进入自己熟悉的故事，从而减少置身于陌生情境的焦虑。在来访者诉说问题故事时，他可能需要面对许多强烈情绪的冲击——即使他已经重复说过许多次。在许多社会情境中，他可能已经习于审视自己的经验，选择重要片段说给别人听。他的叙说可能大致依据时间顺序，也可能是整个故事的某个片段。

鼓励更完整的叙说

当来访者停顿时，代表他在咨询室中对于问题故事的第一次描述结束了。我们鼓励他在问题故事的叙述上停留片刻，再多说一点。我运用详细的、隐喻式的问句来表示我对于该问题的整个影响范围的关心，比如"这个问题对……生活和人际关系的影响"，等等（White, 1989）。鼓励来访者叙说问题对于行为、情绪、身体状况、人际互动、态度等的影响程度，以了解问题在不同人之间、在不同关系之间的影响。我会运用下列问句，但这并没有一定的顺序，也不是质询，而是以自然的对话方式回应来访者的反应：

- 对考试结果的焦虑是否影响到你的睡眠或是放松的能力？
- 你有任何身体的症状可能跟焦虑有关吗？
- 你会因为焦虑而做（或说、或想）什么吗？
- 焦虑是否影响到你对事物的感受，这是你还没有提到的。你要不要多说一点？

- 你说自己因为缺乏面对考试的自信而感到焦虑。如果可以的话，我想听你多说一些。
- 所以沮丧有时候会出现。这是否影响到你与人们的互动，或是人们对待你的方式？你能不能多说一些？
- 担忧是如何影响你的生活的？
- 在家的时候呢？你的伴侣（或父母、朋友、同事）对这样的情况有什么想法吗？

更进一步的问句会根据来访者的回应而定。例如，如果来访者有睡眠方面的困扰，我会探索他失眠的模式和发生的频率；如果没有睡眠的问题，我会往别的方向继续探索。如果来访者允许，我会询问对来访者而言的重要问题的细节；如果他抗拒，我会先搁置这样的问题。此时的重点不在于诊断或评估，而是邀请来访者参与对话，让他在生命困顿时，感受到有人愿意真心了解他。

开始的问句无法勾勒问题的全貌，但叙说的过程可以将之厘清，人们将认真看待自己的故事，而不是企图忽略。他不需要在稍后的阶段重复描述。同时，通过细节勾勒出问题的影响，常能帮助人们开始了解问题的影响是限性的。人们将发现生活中有些层面是问题影响不到的，或只是部分受影响。问题所带来的压迫感可能会较开始叙说时更小。这样的发现并不是由咨询师的保证或过度乐观的态度带来的，而是叙说过程自然产生的效果。

理查德是位 27 岁的会计师，因为担心自己对于妻子罗丝的愤怒爆发而前来寻求咨询。理查德会在家中摔东西，虽然并未使罗丝受伤，但是他担心这是迟早会发生的事。他对于自己的情绪反应感到困惑和恐惧。愤怒的爆发愈来愈常发生，他开始认为自己病了。然而在回答了我几个关于细节的问题时，他发现自己在职场上并未因受到贬抑而产生暴怒。他已经决定要重新找一份工作，凭借他的资历这并非难事。他无需担心

> 工作。他的身体健康状况良好。当我问他"暴怒"是否受到家庭关系影响时，他开始提到婆媳问题使他有进退两难的感受。理查德认为，他的太太过度夸大婆婆对她的敌意，但罗丝告诉他，除非是眼睛瞎了才会看不见他母亲对她的攻击。而他认为只要罗丝努力与他的妈妈相处，情况就会好转。有时他对母亲也感到生气，但罪恶感随之而来。这使理查德对妻子更加生气，因为在他的观念里，罗丝是整个状况的始作俑者。他已经无法在孝道和婚姻忠诚义务两者之间求取平衡。他只是希望家人能够和睦相处，但他尝试改善婆媳关系的努力却只是让情况更加恶化了。在第一次咨询结束之时，理查德的想法已经从"我有问题"，变成"我遭遇了别人也会遇到的困难"。他开始了解问题的发生与整个环境的背景有关，而不只是他和妻子之间的问题。

我的问题的确揭露了"暴怒"对于理查德生活许多层面的影响，但同时也使他意识到，其影响范围是有限的。咨询开始不久，他就对于工作的部分感觉好多了。在问题对于人际关系的影响上，他的回应让我有机会更进一步探索他和妻子、母亲之间的三角关系；他进一步回应，而我又更进一步地提问。这个过程鼓励了理查德详述故事的细节。我会说，这个故事似乎暗示了他必须在妻子和母亲之间做出抉择。我更进一步的问题是：这是真的吗？有没有其他的可能？我并不是要来访者马上回答，只是像在播种一样，而答案会在适当的时候浮现。

邀请来访者为问题命名

人们通常会因为无法解决问题而感到无力。无法解决问题会导致挫败感，求助咨询师的决定更加深了这种挫败感——因为这等于承认必须依靠外人的帮助。有时候，人们会通过阅读心理学或是励志的书籍解决问题，但通常效果有限。看完书之后，他们可能会决定自己应该采取行动，但常常无法达成，随后觉得自己更糟。如果他们之前曾经有过失败的咨询经验，他们可能甚至会觉得，自己不是一个好的"来访者"。

叙事治疗的一个目标是尽可能协助来访者重新取得对生活的控制感。这就是为什么在咨询过程中，我们有计划地持续邀请来访者为问题命名。命名带来控制感，对于人、事、物或者威胁的性质进行第一步的选择。孩童对于命名所带来的力量特别敏感，因此常常不愿意向不认识的孩童泄露自己的姓名（Opie and Opie, 1967）。每个老师都无法避免被学生取绰号：我特别清楚地记得，小时候，有个鹰钩鼻的校长德古拉，总是背着手威风八面地在校园巡视——我们为他取的绰号是"弗雷德"。在大部分的状况下，为别人取绰号（命名）都会为人们带来控制感。

当人们寻求治疗时，往往已感到自己被问题所控制，所以命名可以激励来访者的信心。这个步骤不仅仅能够使人们象征性地获得控制感，同时这也是澄清问题、使其常态化的方法——两者都改变了他与问题的相对位置。经历了沮丧、悲观、冷漠、自我怀疑、暴躁易怒、健忘和失眠的来访者，将问题命名为"抑郁"，将有助于对其焦虑有更多的了解。如果他们阅读关于抑郁的文章或是书籍，将可帮助他们将抑郁视为对重大失落或长期挫折的正常反应，或者如果上述原因都无法解释抑郁的出现，那也可能是因为药物所造成的心理失衡。来访者通常因为重新看待问题的过程而感觉松了一口气，并且重新找回自己的力量。人们有时会自动为问题命名，像是称抑郁为"乌云"，称愤怒为"怪物"等。这使他们得以和问题保持一段距离，并且能够客观地检视其状况进而拟定应对方式。有一个人在为恐慌症命名的过程中得到了很大的满足，但那名字实在不适合写在这里！

此时，我会问的问题有：

- 我想知道我们要怎么称呼这个问题？
- 对于此时你所经历的，你会为它取什么名字？
- 在你的身上有好多事发生，我们要不要一一写下来？都发生了什么事？你会怎么称呼它们？

- 如果我把对你所造成的影响称为"变相解雇",这个说法适当吗?
- 从你刚刚说的来看,你常常受到情绪虐待。我们就这样称呼它好吗?有没有你觉得更适合的名字?

对于伴侣而言,为问题命名可以减少他们之间的相互指责,使指责的语言变为"历程性的语言"。开始时,他们可能互相指责"约翰脾气不好"、"弗利西迪很唠叨",但讨论过后,他们可能会同意这是"关系中的压力"所造成的。当他们将问题定位在关系互动,而非对对方的人身攻击时,如"互相隐瞒真实感受的习惯"、"难以相互坦诚"、"对于性生活的满意度感到忧虑"等,都有助于将问题"去个人化"。当然也有些问题不适合定义在关系互动上,比如一些更可能由伴侣中的一方表现出来的行为,如女性化、暴力和虐待,等等。但对许多陷入相互指责恶性循环的伴侣而言,为问题命名可以创造同心协力克服问题的可能。

如果来访者无法命名,我会提供一些暂时性的建议让他做选择。如果我的建议被拒绝,我也不会继续坚持,但来访者通常会因为拒绝我的提议而受到刺激:"不,这些都不合适……比较像是……"在我开始邀请理查德为他的问题命名时,可能因为问题的复杂性和痛苦的情绪,他难以找到适当的名字为问题命名。但当我们开始使用"婆媳问题"或是"婚姻冲突"这样的字眼时,问题开始获得了控制。开始时,他说是他的问题,或是罗丝的问题,比如"我的脾气"、"我的愤怒"、"她的疑心病",等等。当我们使用"婆媳问题"和"婚姻冲突"的说法后,问题变得中性,变得可控了,被指责的再也不是某个人的人格缺陷,而是关系互动过程和环境的问题。当理查德在叙说中呈现更多故事的细节时,他的母亲和罗丝变得愈来愈重要。在回应我所提出的问题的过程中,他重新将问题定义成他们三人之间复杂的三角关系。要对这样复杂的状况命名是困难的,故事仍然不完整。即使如此,命名和重新命名实际上是不断地探索故事全貌的过程,使我们对于故事的多样性和复杂性保持警觉,避免过度简化,并鼓励来访者聚焦,增加叙说的丰富性。命名的过程是渐进的,它使得来访者得以反思并重新建构生命故事。理查德将母亲加入叙说的过程，使得他的故事相较于他与罗丝婚姻问题的故事要丰富得多；他对三角关系的叙说，也比对三个人不同性格的分别描述要来得丰富。

命名的另一个功能是鼓励直接了当。以不加修饰的字句，例如"3年来他一再重复地虐待你"，而不是"这件事已经发生了3年了"；"他重复殴打你"，而不是"这一再发生"，等等。这样就可以协助使用逃避性字眼（诸如"干涉"、"几年来重复"）的来访者。更具体的陈述，如"即使你已经清楚告诉他不要这样，他仍然碰触你的私处"，"他打了你的眼睛和鼻子"，"在过去几年中他以无声的暴力威胁使你活在恐惧中"，这些都能够鼓励来访者直接面对现实和虐待的严重性。显然，命名的过程是对问题仔细地深究，并使人们愿意朝此方向前进。对虐待行为的命名对于加害人和被害人而言，都意味着为自己的行为负起责任，不再以任何借口规避或淡化已发生的经历。这种广泛而深入的探索使得因态度及信念而难以表达的受害人能够被看见、被听见，而让加害人正视并反省自己的行为（White，1955a；本书第八章）。

外化问题

外化问题是指通过一种特别的语言形式反映其态度。外化问题时，人们带入咨询室的问题被当成一种为来访者带来影响的外界存在，而不是一个人的内在个性或人格特质。治疗师把问题视为对来访者的攻击、束缚，对其生活的入侵、叨叨不休的影响，或伤害他的企图。通过隐喻外化问题是叙事治疗的特色；人们需要回应的是问题情境，而非问题本身；因此，人们可以将问题排除在生活之外，或者以某种方式控制问题的影响。外化是"去病理化"，并通过语言的拣选为人们带来希望和鼓励。

在怀特的治疗理念中，如果让我只选择其中一项来承袭，那一定是"外化问题"。他的座右铭是:"人不等于问题;问题才是问题。"这也是我自己在治疗实务工作上所采取的立场。秉持中道,不管问题是什么,都要能同时站在每个人的立场,以承诺和热情对抗问题。(Epston,1989)

在怀特一篇著名的文章里,他将外化视为"鼓励人们将问题和受到压迫的经验客体化、拟人化的一种治疗方法"(1989)。他在做儿童治疗的过程中发现这个方法,并且发现儿童和他们的家人非常喜欢这样的想法。随后,他将这个想法延伸为描述所有问题的方法(1989)。怀特强调,他并非总是使用外化的语言(1989;2004a)。而我自己在实践工作中也不强调外化的语言方式。但当人们受困于"问题故事"的强大的负面影响,从而对任何矛盾的证据和特殊意义事件视而不见时,我发现外化问题的方式特别有用。

有些人受困于难以改变的生活情境中,比如居住在难以找到工作的地区又没有资源可以搬家,负载累累难以清偿,或患了难以治疗的绝症。叙事治疗强调人们要采取实际行动克服问题所带来的影响,而不只是主观上感觉良好而已。如果只是用以美化或否定人们的真实经验,那就是滥用了"外化"。然而,若人们受困于无法逃脱的困难当中,外化将可协助他从问题情境中脱困,并看到自己从中发展出来的应对策略、能力和价值。如果一个人患有绝症,外化死亡使之成为他所能打倒的对象将是冷酷且不合宜的。然而若能与这样的来访者讨论"绝望是如何影响着你",而不是讨论"你的绝望",会更有帮助。

请来访者对问题命名是外化的方式之一。外化协助人们提升觉察、运用语言的力量,以对抗其将问题视为自我认同所带来的负面影响。前来找我咨询的人们对"一定是我有问题才会落到如此处境"的想法坚信不移。举例而言,他们常将生活上的某些缺陷或是不足视为自己没有能力创造满意生活的证据。这些缺陷被视为个人道德或认知失败,或是内在心理机制作祟的结果。根植于西方文化的心理学常被视为真理,即使在学术文章、电影、小说、卡通和笑话中常受讽刺，人们仍相信是童年时期的未知因素塑造了其现在的人生，他们需要通过专家指导来纠正这样的状况。他们相信自己一定是生病或是心理变态。人们在亲密关系中碰到困难时，最常见的反应是将伴侣送去做心理治疗。人们会利用心理学的解释作为自己或伴侣暴力行为的借口，例如：这样的行为一定是肇因于童年的阴影，或者他们只是全然无助地遵行原生家庭的行为模式。

当我在咨询中使用外化的语言时，我并不是要否定童年早期、创伤事件等过去经验所带来的影响。我不否认这些过去经验影响的重要性，但我不认为这是最重要的。许多不同的因素塑造出我们讲述给自己和别人的生命故事。但这都是已经发生的过去经验，是我们仅有的。如果人们改变对生命故事的观点，并反映在其所使用的语言上，我会带着敬意将这些放在心上。我试着避免落入心理学的讨论当中，但不总是成功。但我希望能够传达和鼓励的一种观点是：将心理因素和问题分开是可能的。将之视为"影响"而非"决定因素"，了解思考和行动模式并非永恒不变的，随着学习和修正（常需要伴随着相当程度的努力和痛苦的思考过程），我们能够认清、检讨、改变或放下我们的旧有模式。外化问题对我有很大的帮助。当来访者悲观、固执地认定"这就是我"，这种观点可以转化为社会建构论或后结构主义论的观点："这个因素影响着我的行动和感觉。"而后者更能带来希望，更能使人从中受益。因此，我避免以症状指代生命中所遭遇的困难和痛苦，我也不会说人们是"有问题"的。

怀特（1989）对于问题外化所带来的治疗效果的描述值得我们思考：

> 我……认为，相比于其他技巧，问题外化能够：
>
> 1. 减少人与人之间无谓的冲突，比如争论谁该为问题负责。
>
> 2. 减少因问题的持续存在，以及长期以来尝试解决却徒劳无功所带来的挫败感。
>
> 3. 铺陈出合作之路，让人们能够在同一阵线共同努力克服问题及其对生活及关系所造成的影响。

4. 开启采取行动的可能性，使人们在问题及其影响之中重新取得生活和关系的主控权。

5. 使人们重获自由，面对"非常严重的问题"能够采取较简单、有效且没有压力的应对方式。

6. 与问题进行对话而非独白。

隐喻的语言

我们可以采用直接拟人化的方式进行外化。怀特（1989）曾经以"狡猾臭臭的恶作剧"来称呼一个小孩的粪便。或者当治疗师说"自我怀疑的声音在对你说话"而不是称之为"你的不安全感"时，用字遣词之间都能够带出隐微的外化讯息：

- 恶梦是什么时候开始的？（而不是"你是什么时候开始做恶梦的?"）
- 孤单好像已经跟了你大半辈子了。（而非"你大部分时候都是个孤单的人。"）
- 所以你总是通过安抚的仪式来带给自己信心？（而非"所以你有强迫症。"）
- 酒精常常成功地控制了你的生活。（而非"你是个酒鬼。"）
- 你和琼发现嫉妒影响了你们的关系。（而非"你和琼互相嫉妒。"）

无论以书写还是口语的形式出现，所有的语言都带着隐喻性，象征它所指涉的对象。但字词所唤起的想像却太容易被误认为是现实。对我而言，有些隐喻因常常在治疗室中使用而变得具体，比如：核心自我、移情、压抑、否认，等等。这些字词似乎指涉着存在的实体，而不是假设的概念。

将问题等同于人的隐喻常常在语言中大量添加可进行对比的意象。我们是可以找到不同的隐喻加以替代的。外化并不意味着治疗师真的认为狡猾的臭臭、焦虑、忧郁、自我怀疑的声音（White，1997a）是真实存在且有害于来访者的实体。使用这些字词是因为外化的语言能为人们带来正面的效果,一如怀特在上一段所表述的。外化问题的潜在效用在于它能够温和渐进地让问题呈现不同的氛围(White,1995a)。

检视内化问题所带来的文化压力

在媒体的强力宣传下,咨询师、治疗师、心理学家和精神科医生的形象被塑造成两大类。讽刺的形象是:装模作样地掩饰自己的无能,只会使用可笑的伪心理学术语;理想化的形象则是将之塑造成带着近乎神奇的洞察力与智慧,能够看穿人们的生命和内在动力,并且能为病人带来惊人的疗效。这种理想的形象与某些治疗师已发表著作的风格和论调相呼应,并受其强化。这类作品通常极少经过检验及深入探讨,却常以非凡的专家口吻呈现,强调其知识、智慧和洞见。命名和外化与这种专家文化背道而驰。它们鼓励人们根据自己的知识定义自己的问题,并且将问题与自我认同分开。

主流文化鼓励人们将问题归因于自我认同、人格、心理因素或难以避免的制约,这些都需要通过专家的智慧来诠释。我们可以在治疗性对话中对其进行仔细而严格的检视。怀特称之为"外化其内化的论述",可通过外化的对话过程达成(1995a;2004a)。

论　　述

"论述"在怀特的上一段引文中指的是社会群体中的思考模式,通过语言的形式表达他们所共有的信念与价值。不同的社会文化群体都有着他们特有的论述、价值观、词汇,范围由小到大都是如此,比如俱乐部、社会阶层、宗教组织、政党、学术圈、国家和历史时代。

容我在此虚构一对伴侣。吉儿和伊莲,她们是室友也是情侣。两人之间有着她们才能懂的笑话和表达爱的方式，是属于"吉儿-伊莲"的论述。伊莲所属的爵士乐俱乐部和吉儿所属的管乐团之间有着非常不同的论述：歌词、音乐、乐团和乐器在这两个不同的论述中有着截然不同的涵义。这对情侣都属于当地女同性恋群体，也共享着世界上女同性恋女权主义的论述。但在更大的群体范围，也就是在她们所处的社会环境中，她们两人也因为"恐同症"的论述而被贴上了有精神疾患的"病人"的标签。她们对自己的独白，以及对对方叙说的故事都根植于更大的社会背景。这两位女性存在于不同的群体论述中，她们在生活中由一个论述跳到另一个论述，而并未刻意觉察这样的转换。

　　来访者表达问题的语言常清楚指出当地或者更广泛的文化、群体的论述中对其生命及自我认同所带来的限制、禁忌或伤害。叙事治疗师鼓励人们检视他们的论述。在治疗初期，人们最常发出的声音是责备、怀疑、控诉，认为是自己的人格特质或内在缺陷导致了问题的发生。这种内化的过程被当地文化或社会主流文化视为理所当然的论述所影响。在治疗中，外化内在论述的工作超越了前面所提到的对问题的外化。这个过程通过详细地检视来访者所叙说的生命故事和语言中所承载的理念，将关系和机构的权力议题带入咨询室。这样的讨论给来访者提供了一个机会，以经验为基础重新将问题概念化，允许他跳脱主流的自责论述。

　　以下是我的一个案例。我并未直接指出吉娜扭曲的认知，而是想要协助她建构出一个新的生命故事，以对抗源自于原生家庭和社会背景的且被视为理所当然的论述。

> 　　吉娜50岁，生在意大利。她的父亲在墨索里尼时代是法西斯成员。他在政治上的观念与他对待家庭的态度一致，特别是对女性成员。他的太太和女儿都在家族男性成员的控制之下，他认为女人生来就要服侍男人这一点是无庸置疑的。吉娜虽然有能力继续接受高等教育，却很早就被迫中止学业，她和她的姐妹都不被允许和家族以外的成员来往。尽管存在这些限制，她仍在20岁的时候爱上了一个英国商人，他们很快决定

要一起生活并私奔到英国，展开新生活。这次，她因为处于青春期的女儿的问题前来求助，因为她认为女儿太过自我中心，也太过自私。吉娜说，她成长背景中的严格教养方式使得她难以分辨合理的规则执行和不当体罚之间的区别。在此同时，女儿的行为虽使她大为光火，她仍觉得自己应该在女儿要求她付出时间、金钱、物质和耐心的问题上让步，否则当她偶尔拒绝时，会认为自己很自私。我们仔细检视了父权社会对于女性三从四德的要求，即使与她的原生家庭相较之下较不明显；我们也检视了母亲的角色在西方社会中是如何既被指责又被理想化，而常常使母亲陷入必败的处境。我接着询问，自责的时候是否听见她父亲的声音，她父亲定义中女人的自私和社会定义的自私是否有分别，以及满足"合理的自我需求"的意义。吉娜陷入了久久的沉思。她开始带着强烈的情绪点头同意："是，所以我并不自私！"这是整个咨询过程的转折点，允许她重新定义，并且慢慢下定决心付诸行动，在面对和女儿的关系时，将自己合理的需求考虑在内。

家庭和社会背景下的语言是吉娜咨询过程中相当重要的元素。我们检视了她内在的声音，使她了解到家庭、女性特质、责任、为人父母、自私、道德等概念已经在不知不觉间"污染"了她的想法。她在童年时期过度受到父亲法西斯主义论述的影响，少女时代生活在孤立、传统的社区中接触到威权主义，性别歧视的观念在与邻人及朋友的互动中不断地得到呼应。通过命名和拒绝旧的定义，她得以重新思考两者之间的区别。带着这样的觉察，她拒绝了来自过去原生家庭及社区建构的"自私"的论述（社会上"无私的母亲"的论述同时强化了这样的观点）。重新找回自己的自由，改变了她的生命故事，从而能够在拒绝女儿无理要求的同时不受罪恶感折磨。她现在能够说出关于自己满足自己合理需求的生命故事，并且已然着手进行。这不只是发现"从现在开始她可以做什么"，或是"发现自己过去在原生家庭论述的压迫下所失去的"，而是发现"长久以来，她渴望并努力去做的一直没能实现，她的渴望和努力是没有问题的"。内化论述通过叙说生命故事的过程得以外化。她所叙说的故事从开始的"受到罪恶感折磨"变成重新找回自己——"原来我并不自私"。

在外化已经内化了的论述时，我会通过问句促使人们检视他们对自身的描述，以及支持这些自我假说的论述。问句的形式如下：

- 怎么会想到……
- 这些观念是你的还是别人的？你是否曾经想过一个人为什么会这么做，你自己的观点呢？
- 为什么总理在提到要政府协助民众时，都只提到"家庭"呢？这使身为男同性恋者的你有什么感受？
- 所以你跟自己说，你这样对她是因为你爸爸也是这样对你的妈妈的。我想知道，怎么会认为自己的亲密关系必须要和父母亲相处的模式一样。你是在什么地方得到这样的想法的？是从电视上吗？
- 你是否曾经尝试放弃自责的习惯？生活中有谁鼓励你继续这样的习惯？他们是怎么让你感觉到自己应该继续自责的？罪恶感和后悔对你而言有什么不同吗？
- 我想知道，电影、书籍、杂志、电视节目是不是影响了你"必须独立解决自己所面对的难题"的信念？
- 什么样的公司经营理念使你感觉到自己受到贬抑和压迫？什么样的理念使你决定采取严厉的管理方式？"严厉的管理方式"是怎么变成值得称赞的事情的？"严厉的管理模式"给你和同事们的生活以及公司里的人际关系带来了什么样的影响？
- 你的婚姻是如何受到丈夫关于"男人该如何对待女人"的想法影响的？
- 同事间吹嘘自己在情场上的战果，是不是也让你想要吹嘘类似的"成就"？
- 为什么广告商总是强调只有苗条的女人才是有吸引力的？他们为什么说，女人"值得"用好的洗发精和面霜？

上述例子只是摘要，并未涵盖对话的上下文。外化论述并不能只靠单个问句达成，而是要探索并促使人们思考他们的观念，澄清和追问，不骤下定论，甚至在来访者和情况适宜时，直接挑战其想法。

关于外化的提醒

1. **外化除非是在后结构主义的架构下出现，否则价值有限。** 外化的对话重点在于协助人们破除"人等于问题"、"发生的原因出自于人格特质或是病态的"这些想法。除非治疗师自己能够打破这样的思考方式，否则外化无法发挥功效，甚至可能造成伤害。史蒂芬·麦迪根（Stephen Madigan）曾经描述了一场个案研讨会，在会场上，所有的同事都认为"厌食症控制了整个家，然而，厌食症也让整个家继续前行。这个家都被其操控而且功能失常。"人们都同意这样的说法。麦迪根幽默地评论道："他们的结论让我想到把橘子和苹果混在一起治疗的危险性；在这个案例中，他们将叙事疗法的思维和传统心理治疗混在了一起。"（Madigan，1990）

2. **外化并非在任何时机都适用。** 怀特认为，外化的对话运用于僵化的主流文化故事时能发挥最大的效果。治疗能为来访者带来较大的弹性：

> 我并不认为外化适用于所有人、所有时刻、所有情境。例如，有些来访者因为生命中的危机事件寻求咨询，或者生活和人际关系并未因为其问题而僵化……此时治疗师可能更需要协助来访者发掘面对危机时的不同经验层次，以及曾经做过的努力。有些来访者自认为生活没有什么大问题，却很无趣。在这样的情况下，协助来访者找出工作中或生命中的亮点可能较为适当。（White，1989）

3. **有时，通过命名实现外化可能过度简化或难度太高，难以发挥功效。** 在协助来访者命名时，有时会出现粗糙、不自然的对话过程，这将难以达到自然的对话带来的命名效果。前者可能会为来访者带来反效果和困扰，有时甚至会带来压迫感。在这样的状况下，最好是放弃命名的尝试。以下对话撷取自一次咨询片段，我认为，在这个过程中，咨询师因为过度坚持将外化命名强加给来访者，以致于在过程中失去了与来访者的同步：

罗伯特：……嗯……我仍然认为一个人……嗯……当他对自己感觉良好时，有时候就能克服他的问题。

治疗师：要避免停滞，就需要对自己感觉良好。停滞是很有力量的，比如你并没有让停滞导致你的广场恐惧症发作……你是怎么做到的？

罗伯特：我从来不认为……我从来不害怕走出去。

治疗师：是啊，但停滞会让人害怕走出去。你刚刚指出了这一点。你是对的。所以，你是怎么没让停滞使你的广场恐惧症发作的？我真的很好奇这一点。

罗伯特：我不知道……我觉得自己喜欢与人接触……我不知道，我没有答案。我想在年轻的时候，我可能会吧。我不知道……我的确有一段时间没去上学……可能，可能是害怕表现不好吧……但我不认为……

治疗师：不，不是。

罗伯特：在学校表现得很好。

治疗师：那是不同的……这就是我好奇的地方……我认为你刚刚说的是对的，嗯，你说你必须要有足够的自信心，不让停滞使你的广场恐惧症发作。你有没有注意到自己有这样的品质？让我这样问好了……

罗伯特：是啊，是吧，我不会回答。

治疗师：你觉得这代表的是什么？当我看到你没有让停滞使你的广场恐惧症发作的时候，你觉得自己是怎样的人？

罗伯特：我不知道……

4. **外化不适用于压迫性的情境**。在上述的咨询过程中，罗伯特的太太苏珊举了一些负向的例子,她说罗伯特通过逃避家庭责任而让她产生罪恶感,之后罗伯特又在她坚持必须完成该做的事情时,怪她做太多。咨询师坚持将罗伯特的行为定义成受停滞的影响,而不是为这样的行为举止命名。的确,咨询师称赞罗伯特与停滞斗争,没有让广场恐惧症发作,这让苏珊觉得丈夫成功战胜广场恐惧症是因为他喜欢与人们在一起。她拯救了罗伯特,接着(经由咨询师的提示)赞美了丈夫的优点,但并没有足够的证据显示这个特质对夫妻关系的影响。咨询师接着检视苏珊的照顾习惯,并认为这是她与罗伯特的"共谋",她难过地哭了。

怀特认为,一旦治疗情境中牵涉到人受到压迫的经验,外化最好用在与压迫相关的态度、信念和策略上。

> 重要的是,治疗师应避免将情况一般化,而是要将每个情境的特殊之处牢记在心,并且先一步思考采取不同行动的可能后果……这样的理念并不鼓励治疗师外化暴力和性侵害的议题。这样的问题被指出来以后,治疗师可能倾向于鼓励外化那些让暴力发生的态度和信念,以及迫使人顺从的策略。(White,1989)

将压迫行动定义成"驱策来访者的互动过程"或者"反映过去的伤害或病态",这样的说法我并不赞成。我尝试看到人们采取压迫行动的背后,往往存在着未经觉察的态度和信念。它们有时来自过去,有时来自当下更大的社会或亚文化的背景。我全然相信压迫行动是错误的,必须停止,当事者必须承认、必须改变。但任何直接的说教、面质、指控都是无效的,这样的行为可能在咨询室中复制压迫。这样的行为仍然存在着"上—下"的权力位阶,同样需要遭受批判。此时,外化要怎么做呢?

以下的外化问句是与一对异性恋伴侣的工作实例。其中的男性有言语或肢体暴力。

通过定义态度和信念进行问题外化

- 你怎么会想到以轻蔑的态度跟多特说话?

- 在侮辱你的太太时，何种习惯使你始终忽略了儿子所承受的压力？
- 别人常常说的淫秽字眼让你觉得可以称你太太为"妓女"吗？
- 在看到你打珍妮特所造成的瘀青时，是不是让你沉浸在权力的滋味里？
- 你忘了爱会让人温柔相待吗？
- 为自己辩护变得比认清事实更重要了吗？
- 你是否曾经发现自己故意生气，并且乐在其中？

内在论述的外化

- 对于男人与女人之间的言语交流，你有着怎样的观念，使你称呼太太为"废物"？
- 你的伴侣认为女人应该被怎样对待？
- 这些观念是怎么来的？
- 你是不是曾经觉得自己的行为很像电影里面的英雄？
- "过去的怨恨是永远存在的"这样的想法是怎么来的？
- 谁曾经告诉过你，原谅是示弱的行为？

许多叙事治疗的著作中都提供了此类问句作为示范。上面第一个问题在实际治疗过程中使用的情况如下：

乔　治：我只是告诉她我对她的想法而已。
治疗师：你认为对她而言，这会是一个在乎她的人诚实的表达吗？
乔　治：什么？
治疗师：这么说吧。你觉得多特会将你这样的想法，当成是你出自于爱的坦诚，还是会觉得这些字眼很……侮辱人？轻蔑？
乔　治：不管怎样，她就是活该！
治疗师：所以如果你觉得她活该的话，这是一种惩罚吗？
乔　治：我觉得是这样。
治疗师：当一个成人惩罚另一个成人的时候，你会说这是爱的表示，还

> 是一种轻蔑？
> 乔　治：这是她自找的！（继续抱怨）
> 治疗师：所以这是一种轻蔑的举动了。
> 乔　治：对。
> 治疗师：对一个你所爱的人？你告诉我很多次，你爱多特，就在这个房间里，你也是这样告诉她的。
> 乔　治：我是爱她的，她也知道。但这是她逼我的。我控制不了。
> 治疗师：你是爱她的，但是好像有什么人，或是有什么事让你觉得，在她妨碍你的时候，任意蔑视她、侮辱她是没关系的。
> 乔　治：什么意思？
> 治疗师：从你所说的，你受到"爱一个人，是可以贬低她、侮辱她"这想法影响。你似乎对这样的想法深信不移。这是怎么来的？我看过有很多男人对他们的太太很生气，但他们不会用这样的方式对待自己的太太。我想知道，你是从哪里学到这些想法的？谁告诉你可以称呼自己所爱的人为"该死的废物"？
> 乔　治：她姐姐也是个废物……

在这个案例中，我没有运用足够的技巧鼓励乔治思考其观念形成的原因，或者去了解他抱有此种观念有何原因。他将自己的想法视为真实的，将对于妻子的侮辱说成是她活该，而且事实就是如此。目前无法鼓励他检视这些未经思考却控制着他行为的关于女人、男人和语言暴力的观念。但至少在提出外化的问题以为他的行为命名并说明他的观念影响行为时，都直接挑战了他爱妻子多特的说法。但外化的策略并未成功，可能是因为他太害怕失去多特了。

即便如此，单靠外化是无法成功的。怀特建议，必须鼓励暴力或施虐的男性为自己的行为负起责任，看清行为所造成的后果，道歉并且承诺改变父权观念，只有如此，他们才能真正放下整个旧的思考方式以及大半辈子以来所拥护的论述。治疗师必须极其专注、正中核心，仔细地解构这些论述并且鼓励他们将之转化为新的、能带来解放的论述。

> 重要的是建立一种氛围，让这些男人能够放下带来暴力行为的主流论述，意即那些灌输、支持、合理化暴力的观念。即使做到这些也并不够。最重要的是鼓励和支持这样的男人寻找并建构出不同的观念，以提升伴侣关系和亲子关系的互动品质。为了达到这样的目标，我们必须小心谨慎地思考替代的行为和思考方式。我们必须小心拣选这些特质。（White，1995a）

将内化的论述外化对于暴力或施虐者的治疗是特别重要的。同样值得注意的是，误用外化会鼓励、强化施虐者将行为责任归咎于外在情况或是受害者，并且将这些视为不可抗拒的因素，而不只是影响而已。

外化非问题的元素

在人们发展叙说的过程中，外化也可以使用在非问题导向的元素上。在怀特与艾普斯顿的著作《用叙事的方法来治疗》（*Narrative Means to Therapeutic Ends*，1990）中，有关"外化问题"的章节里并未谈到这一点（White，1989），而在根据这个章节所撰写的文献中也未提及。所以当我第一次听到怀特将外化同时运用于来访者故事中正向和负向的部分时，我感到困惑了。我了解外化是协助来访者将问题与自我认同分开，但为什么他要将自我认同与故事中带来希望的部分分开呢？

凯利（Carey）和罗素（Russell）提到了他们的经验：

> 外化正向的部分意味着去丰富这个部分的故事。如果"力量"被外化了（不将其看成天生或内在的特质，而是看做被创造出来的特质），我们可以通过提问来厘清创造此种力量的知识或技能，并探讨来访者生命中值得保有和珍惜的部分。这同时意味着，我们更愿意去

问这种"力量"在来访者的生命中还代表什么,它意味着什么……与这种"力量"相关的价值标准和承诺是什么,是如何发展而来的。(2002)

也许我们在约翰拉·伯德(Johnella Bird)的文献中能够看到对于来访者生命故事最彻底的外化。她采取非结构主义和社会建构论的立场,且不完全认同叙事治疗。她的定义是,治疗(以及日常生活)中语言的运用,是"关系语言的创造过程"(relational language-making)。在此,关系指的是自我与思想之间的关系。在对话中,人们在运用语言时,常使用"固定意义",并一直有意识地避免开放语言意义的讨论空间。她的方式是持续外化,排除英文传统上代表第一人称的"我"(I)的运用。

在英文中,强调"我"的建构早已完成且固定不变,举例而言,"我是意志坚强、积极进取、好胜、善良、热情的"。这些描述……通过这些形容,建构并表达出存在于这个身体的"我"……结果是,这种绝对性的自我特质成为我们在事件、情绪和关系中创造意义的有色眼镜或是过滤器……我认为,要有自主、自我参照的建构行动以维护个人的基本权力。

伯德认为,关系语言的创造是对简化的二元对立思考的反动,同时也要摧毁传统语言形式中所隐含的权力关系。她的论点十分丰富,我不在此赘述,但以下的论点颇耐人寻味:

当人们说"我没办法靠自己生存"时,他们是在认定自己是不在那里的。"我无法生存",这种"我的不在"常是因为人们(来访者)情绪和经验上无法采取"我可以靠自己而存在"的立场。

访谈者:你会怎么描述自己在这段关系中的生存方式?

在这个问句中,我从"我无法生存"的肯定句,转而探索并强调"已经存在于关系中的生存方式"。

布莱尼:我是他的奴隶,真的。所有的家事都是我做的。我随传随到，但这样还不够。他还是常常把我打得鼻青脸肿。

访谈者：在这段关系中作为"奴隶"的生存方式是不是包括要常常被打？

在这个问句中，我已经点出了主题。"我曾经是他的奴隶"，并建构出关系中相对位置的隐喻，从"我存在"、"我无法生存"转移至"以奴隶的方式生存"。（2004）

访谈者继续在对话中厘清布莱尼过去的观念，她曾经认为在婚姻关系中被虐待是正常的，但她现在的想法是，绝对不会让自己再踏入这样的关系中。访谈者运用了抽象名词的外化技巧，如"婚姻"、"关系"和"奴隶般的生存方式"。朋友、工作和独立被视为是使她能在离婚后支撑下来的重要因素。伯德举例说明她会如何继续运用关系的语言进行治疗工作：她不会说"你想要变得正常"，而会说"想要努力达到'正常'的目标"；不会说"你……的决心"，而会说"使你想要完成某种目标的决心"；不会说"你爱他，但他把你变成他的奴隶"，她的说法会是"在这段关系里关于爱和失去信念的经验"。

伯德在治疗工作中开创性地重新思考关系中的语言。她强调二元思考过度简化的危险。她为消除这种影响而发展出来的语言虽然复杂，但令人印象深刻，且值得进一步探索。伯德的理念受到许多叙事治疗师的尊崇。但我得承认自己并不全然欣赏她的关系语言。虽然她说这种用字遣词常不会引起来访者特别的注意（2004），但我想，如果我在咨询室里尝试模仿她这种间接迂回的说话方式，来访者一定会觉得很不自然，也难以听懂我所要传达的意思。我也怀疑，对他们而言，这样的语言改变能带来多大的助益。有时，简洁的语言好过艰涩的言词。我想以日常所用的语言形式来外化问题，跟伯德所强调的非传统的用语之间有很大的差别。我也受到怀特在叙事治疗中重复强调的论点影响：外化并非适用于所有时机（White and Epston，1990；White，1995b；2004a）。

保持外化语言的简洁

我常思考外化人们故事中非问题的元素,作为对其成绩的肯定会不会过分小题大作。在我的实际工作中,我只在为问题命名并开启对话空间时运用外化。不同于凯利和罗素,我认为使用"你的力量"、"你的抗压性"、"你的资源"等表述有助于挖掘更多的故事素材,以证明这些优势已成为来访者自我感觉中的一部分。我不会只是说:"所以你拥有丰富的资源。"但我也不需要运用外化的语言来探索人们的自我认同。我可以通过提一些问题来协助来访者将这些资源的丰富与其重要他人联系起来,并认识到这些资源是如何使其获益的,比如:有谁曾经看到过并珍惜着你所拥有的丰富资源?这些资源如何陪伴你度过生命中的难关?你是怎么发展出这些技能的?当未来面对生命挑战的时候,这些资源会给你怎样的启示?这些丰富的资源代表着什么样的信念?这些资源曾枯竭过吗?你是怎么为其提供滋养的?这些资源代表着什么样的价值观念,是你重视的吗?这些信念是怎么来的?过去有谁影响了这些信念的形成?过去有谁强化了这样的信念吗?这些信念和价值在未来将如何陪伴你去丰厚你所拥有的资源?你可能会遭遇到什么样的挑战?在未来遭遇挑战时,你的资源将如何帮助你?你会怎么感觉到这份协助?有谁会支持你去丰厚你的生命资源?

然而,将一个人过去发展的价值和成就放在现在,作为其自我认同的做法是有一定危险性的——在西方社会过分崇尚力量、坚强、果决和成功等价值的背景下尤其如此。不是每个人都有足够的资源或力量去面对压力情境:

> 人们有一种自然(人类天生)的倾向,即认同使他人边缘化的观念;"我们要设法用个人的优势和资源来超越他人,使其无法生存"。用这种方法来边缘化其他人,这种自然的倾向模糊了人们的生活背

景，也使经验充满了政治权力的议题。这包含了相当不利的制约。（White，2004a）

怀特含蓄地提供了答案。通过询问人们的生活背景可以有效地避免将人边缘化。借着检视无法使特质发挥作用的情境，也使我们重新思考原本在生命背景中被视为理所当然的价值观念和信念。我认为，这些特质与价值观念都不是固定不变的，也将之视为人们的成就。在语言上肯定来访者所"拥有"的特质，而不是暗示他们这些特质是天生的———如他无从选择眼睛的颜色一般，可以强化来访者在逆境、个人行动与选择过程中所发展出来的特质。由此，我们可协助来访者整合出与所求助的问题相关的积极的个人特质，使其看到希望；同时，也帮助他看到自己的幸运不是每个人都能拥有的。

外化合乎伦理吗

如果治疗师不断发展外化的隐喻，使人们开始对于他们的问题有了全新的看法，但却无法了解其治疗效果是如何得以达成的，这种情况该如何看待？这不是在利用权力差异进行操控和洗脑吗？这与怀特所说的"治疗师应保持坦诚"是否互相抵触呢？是否连治疗方法都应该力求易被理解呢？

我对于外化语言的使用是坦诚的——来访者很清楚我在说什么，而我也不会强迫他接受。外化的语言形式是明显可见的。只有外化的语言被人们理解了，其才是有意义的。有些人在整个治疗过程中会使用内化的语言——而不顾我的外化语言。有些人有时会在内化的语言当中夹杂部分我所使用的外化语言。也有些人会通过我的示范在接下来的过程里一致地使用外化的语言。外化跟随命名而来，而命名需要与来访者协商。我会与他讨论为问题命名时该选用什么样的词语，并且只要我们双方同意，随时都可以更改这种命名。我试着在关注来访者所关心的问题和解释我所运用的技术与理念间求取平衡,因为太过强调后者将使我位于治疗的中心。来访者是因为在生命中遭遇困难而前来求助,不是来与我讨论治疗理论的!

小　　结

人们通常会口述其处境,这就是"说故事"的历程。叙事治疗师会鼓励这样的做法。首先,他们会邀请来访者谈谈他所关心的,接着仔细询问问题是如何在他生活的不同层面中带来影响的。全面的描述为我们提供了治疗的素材,通常也会揭示未受问题影响的层面,或者人们曾经成功应对的经验。如果来访者被问题所击垮,治疗师通过外化的协商过程,可以使得问题与人们的自我认同分开。但这在来访者的问题与暴力或虐待相关时并不适用。治疗师通过外化的对话,讨论在关系和社会中构建对问题、人格特质或内在动力的论述。在咨询中,治疗师带着尊重和专注聆听来访者的故事,取得某些关于问题的共识,并且将这些问题视为对人们产生影响的因素,而不将问题等同于人。

第四章 扩展看待问题的视野

故　　事

在一些治疗学派中，咨询师会对来访者讲故事。弥尔顿·埃里克森（Milton Erikson），催眠治疗的创始者，以此作为主要的治疗方法。故事的作用是放诸四海皆准的。我们渴望吸收经验——从儿童书到连续剧都能满足我们的这种需求。我曾经在二手儿童书店目睹人们因为找到小时候读过的故事书而兴奋不已。怀特曾经提到他在小时候讲给姐妹听的《老鼠故事集》，日后在他给女儿讲这些故事时，又为故事注入新的生命。他谈到这段经验与他过去及现在治疗工作的关联。叙事治疗便在强调故事在人类生活中的重要性。

但治疗师为来访者讲的"治疗故事"却完全不同于由治疗师鼓励来访者自己叙说故事并将之带入治疗议题。如果我们没有将这一点谨记在心的话，将很难理解故事隐喻。吉姆·西恩（Jim Sheehan）认为，小说中创作的人物特点无法与真实生活中的人相比，叙事治疗师若是在解读隐喻时过于拘泥于字面意思，将无益于我们寻找解决之道或构建故事的结局。整体而言，我在治疗情境中，偏爱以"叙说"代替"故事"，但怀特、艾普斯顿和其他叙事治疗师常使用故事（story）、说故事（storying）和重说故事（re-storying）这样的字词，因此，我也在此沿用。

假设我现在正在写别人或是自己的生命事件，这些事件发生在过去。从历史的角度而言，传记和自传都是经过拣选的过去事件，因为没有一个单一故事能够包含发生过的所有事情。即使我的主题很短，比如"我过去

5分钟的经验",包含记忆中的事件、感受、行动和环境的描写,都不可能是完整记录。我无法涵盖所有元素:精确记录眨眼、改变坐姿、看向窗外的时间点,以及心跳细微的变化、庭园里传来的鸟叫声、电脑鼠标复杂的动作,等等。更别提这5分钟之内想法和情绪的变化、这些变化和未来的关联,以及我在21世纪初的一个周一下午坐在英国某个房间里的情形。

如果我决定要写比"过去5分钟"更有趣的题目,我必须要选择具有一致性的主题,比如我曾经拥有过的交通工具。当然可能并没有人会对这样的主题感兴趣,但这可以很好的说明"故事"的特质。

> 在1963—2004年间,我先后购买和更换了21辆交通工具。其中大部分是小汽车,也有两辆露营车。我的这些车里只有5辆是新车,其他都是二手车。我现在的车是其中最好的。

在上述的叙述中,我快速地回顾了我的一生,选择一个主题,挑选和主题相关的元素,按照特殊顺序编织成一个故事。在我写下上面的句子之前购买和卖掉汽车只是我生命故事中单独而抽离的元素。如果我决定要写下我之前的工作和求学经历,我会选择不同的生命事件和情境,交通工具这个元素就不会呈现了。当我选择生命经验中"重要的关系"这个主题时,又会有不同的故事浮现,故事内容可能偶尔夹杂着"交通工具"这个元素,但重点在别的地方。焦点不同,从过去经验中所拣选出来的元素亦将随之改变。在撰写这些不同的生命故事时,我会检视过去的记忆,从众多主题中选择其一,并串连相关的元素,形成故事。串连相关元素并且形成故事的过程就是"建构",故事的顺序和认知,在我叙说之前是不存在的。叙说的方式像是联结方格之中不同的点,最后呈现出诸如体温表或是人口增长图之类的图表。通过拣选当中不同的故事点加以联结,之前隐而未显的部分得以具体呈现。就像是米开朗基罗在进行雕刻时,让隐藏在石头中的神像显现出来一般,故事就存在于过去的经验当中,通过对于不同元素的选择,故事才得以创造,成为一个可辨识的存在,并受到我和听众细细的检视。

当然，认为米开朗基罗的雕像会从石头中走出来的想法，无疑是自我欺骗。石头就是石头，只有通过米开朗基罗的天分、脑海中的图像以及一次次的雕凿，才能创造出不朽的作品。我在上一段所提到的串连不同生命元素而形成故事的过程，也像是通过原始素材进行创作的过程。故事不是我多年来生命的每一刻发生的无数事件的总和。故事不只是生命的镜像或重现，也不只是描绘组成生命的片段。它与我的生命相关，但在叙说的过程中，故事自有其生命。这些被拣选出来的片段即使存在着时间上的先后顺序，我仍可选择不按此顺序叙说，以扭曲的记忆来回想，从我的记忆中将各个独立的部分串连在一起。这就形成了我生命的支线故事。

生命中的支线故事

生命的经验存在着成千上万个片段，难以数计的情节正等着从生命的不同部分呈现。这些情节存在着，等着我一一拣选并将之串连成故事。以此而言，所有的生命都充满着"多重的故事"（multi-storied）。这些故事一旦通过叙说创造，进入人们的意识层次后，就不只是被动存在的讯息。人们会意识到：它们影响了我，它们形成了生命意义和重要信念的架构，包括我对自己、对他人的图像，这对我而言是相当重要的。"故事为我们提供了诠释经验的架构，而诠释让我们成功地积极参与到故事之中。"（White，1995）一旦叙说被创造，意义就诞生了，并成为我们心灵的一部分。从此，它将渗入我的意识、影响我建构生命记忆以及未来生活，甚至可能成为我的重要信念，或者主要的生命故事。

故事的元素

怀特为了解释他如何从实务工作中悟出"情节"的概念,引用了杰罗姆·布鲁纳对于故事元素的摘要。布鲁纳认为,故事必须建构出两个不同图像:一个是行动的图像,由行动的情节,比如动机、意图、目标、情境、方法等组成;另一个是意识的图像,包含知悉、思考或感受,或者未知、没有思考、没有感受。图像是重要而鲜明的。布鲁纳的灵感来自格雷马斯(A. Griemas)的观点:"故事中最重要的特点就是与主角密不可分的行动和主观意识。而内在视野和外在真实世界的结合正是典型的人类困境。"在其他文学理论中,布鲁纳认为故事情节有着历久不衰的主题,包括"故事中的因错误的意图而陷入困境……在这样的故事架构中,人们要寻求的是困境、人物和意识的整合。"故事可以类比成来访者寻求治疗的问题。他们要"活出"或"演出"自己的生命故事,这是一出不断在日常生活上演的剧码,通过行动(事件)和意识(感受、想法、观念)的互动,交织出生命的困顿(问题)。

叙事治疗中,在形成隐喻或类比时,采用相对简单的故事概念化架构是很重要的。也许叙事治疗师有时会忽略了这一点,并且因文学理论家过度的夸饰,而将真实生活中的即兴对话和小说传记作者虚构的故事情节做出错误的类比。讽刺的是,虽然叙事治疗奠基于后结构主义的哲学思潮,布鲁纳与怀特却先后承继了结构主义文学理论学家格雷马斯的理念。例如,格雷马斯认为所有的民间故事都毫无例外地包含六种结构性元素:主体或客体、给予者或接受者、帮助者或反对者。结构主义本质论者认为这是纯文学的基本形式。我认为,这对于一位坚持其方法是"后结构主义"或"非结构主义"的治疗师而言是一种讽刺。怀特却使用了结构主义的词汇阐述人们对于生命故事的叙说。

> 我们假设叙事的结构给人们提供了日常生活的主要认知架构。人们通过此一架构，为经验及生命事件创造意义。通过叙说架构，人们得以通过时间顺序和特定主题组织生命经验。
>
> 故事结构与人们投入生命的能力有相当紧密的关联……通过故事架构大规模地审视过去经验，我们得以投入生命之中。通过故事架构审视生命经验，我们有机会发现之前未曾发现的意义……

怀特并不赞成结构主义的文学理论家认为平衡人们生命故事的形式与各个元素比故事内容本身更加重要的看法。因此，将焦点放在故事结构上并不恰当。怀特所强调的故事结构与文学理论的结构并不相同。他提醒我们，人们在回忆生命经验来描述问题时，都要通过自己的视角选择性地回忆来形成故事及主观经验（就像所有的故事一样，都不是事情完整的全貌）。这一过程中充满着随机取样和断章取义。有时，被忽略的部分才是最重要的；伊瑟尔（Iser）所说的"文本的缺口"，指的是未被叙说但在故事中提供了最重要意义的线索。以此类推，特殊意义事件即常是人们问题故事的"文本缺口"——未被叙说，但一经指认，将带来不容小觑的效果。

> 来访者来到咨询室，谈论着自己寻求咨询的原因，他们通常叙说的是问题故事的行动蓝图。此时，他往往会同时提供问题故事的意义蓝图……意义蓝图通过反映行动蓝图中所发生的事件，来说明人们的渴望、偏好、本质、特性、动机、目的、欲望、价值、信仰、承诺……在改写生命故事时，我们邀请人们来回穿梭在两个蓝图当中，并在过程中建构出较渴望的行动蓝图和意义蓝图。

这是结构主义的本质。他们将刻板印象归咎于文学作品和口述故事。事实上，许多文学作品并不只是在极为简单地进行描写，而是通常对某些方面有较多着墨。阿兰·罗伯葛利叶（Alain Robbe-Grillet）的小说，如《嫉妒》（*La Jalousie*）一书，全然忽略了主角的想法和感受。但他的作品并未提供意义蓝图。马丁·艾米斯（Martin Amis）撰写的《时光之箭》（*Time's Arrow*）只以全然倒叙的手法描写。伯纳德·阿什利（Bernard Ashley）的著作《十天归零》（*Ten Days to Zero*）大规模地运用了客观文件，比如警方的手稿、副本、会议记录、记者的履历等。口述故事可能更贴近布鲁纳"蓝图"的形式，这也说明了叙说架构的限制。人们寻求咨询、谈论他们的过去经验、感受、想法和问题——他们当然如此，不然他们为什么寻求咨询？如果书写和口述生命故事像怀特所说的一样有用，它就是一个有助于形成记忆架构并引导治疗对话的元素。布鲁纳和怀特对于故事"元素"（严格来说并非"结构"）的过分简化，并未指引出组织治疗架构的方法。怀特使用另一个比喻阐述了这样的理念，他勾勒出的治疗"地图"，我将在本章稍后讨论。

开始时，我认为以视觉或绘画的语词"蓝图"比喻文学的定义和生命元素并不适当。但就像大部分隐喻语言在使用以后，将很快在文本中变得自然。怀特现在使用"认同蓝图"而非"意义蓝图"，就像他的工作愈来愈强调人们的认同如何受到过去痛苦的影响，这也是他所认为的治疗工作重点所在。

现在我要回到第三章末尾我们跳开的治疗过程。我说明了来访者生命故事背后交织着许多潜藏的故事，这些潜藏的故事仍未被叙说，但已等待被"指认"或是"写出"，主要以口述而非文字的形式。这些故事成为了叙事治疗的核心。

会谈方向的改变

在来访者叙说问题故事时，我试着运用从怀特那里学习的技巧，即"既简单，又复杂……复杂与困难之处在于如何真正实现技巧所要达成的目标。"（Tomm，1989）汤姆（Tomm）在此指的是"外化"，但他的说法也可以运用于鼓励来访者改写生命故事——这构成了叙事治疗的开始与余下的全部核心所在。我鼓励来访者叙说、重新叙说生命的支线故事，选取未受指认、注意、回忆或被认为是不重要的"文本缺口"。与我过去人本治疗取向不同的地方是，我不再与来访者一起停留在问题故事中，而是在咨询室中引导着来访者更完整地叙说生命故事。我促使人们在咨询中将叙说从"问题对来访者生命的影响"转变为"自己对于问题的影响"。

为了促成这样的过程，技巧、步调、顺序、使用的语言、咨询的氛围、与其他治疗学派相似或相异的治疗因素、疗程的次数和频率、疗程的架构等，都是本书接下来将探讨的主题。

从线索到特殊意义事件

在治疗初期的探索和问题描述阶段，我对于与主题矛盾、不一致之处会保持警觉，因为这意味着故事不同的发展可能。德·沙泽尔（de Shazer）采用了不同的说法，我认为这些线索提供了支线故事的入口，一旦得以开展，将对来访者具有重大意义，并且会带来帮助。我将这样的线索视为"图稿中尚未受到描绘的点"，或者是支线故事的入口。这些支线故事尚未形成，也尚未受到来访者的叙说，但却是真实地存在着，并与问题故事交织出来访者的生活。以音乐作为比喻，它就像在复调情歌或是爵士小品中不易听闻的轻音符，在受到凸显时，仍自成一格。我想这些元素就像线索，但在进入来访者的意识层面之前，这只能说是我的臆测。我可能曲解了来访者所说的。他可能并不同意我诠释的意义；我可能受到相似例子影响而未能清楚了解来访者的状况；我可能受到文化和性别假设的影响而没有注意到来访者的与众不同；我可能因为不知如何进行治疗而随便抓住某个议题。概念化来访者故事当中的线索能帮助我避免对于意义的过度渴求，并且提醒我在进一步邀请来访者探索之前，先对他们的意图进行核对。

如果来访者认同该线索是重要的，我会将之视为特殊意义事件的入口，而不仅是线索而已。特殊意义事件是怀特引用自社会学家欧文·高夫曼的说法。高夫曼用这个词来定义住院疗养的精神病患者特有的认知和行为，他们的认知和行为对于个人而言具有独特性，是个人拥有独特的历史和经验。高夫曼认为这些层面通常对于医疗人员是隐而未显的，而使得他们对于精神病患者带有刻板印象。

"特殊意义事件"一词的使用

有时我可以理解为何同事们觉得"特殊意义事件"这个词语让人觉得反感和困惑。介绍叙事治疗的作者们有时试图用写实的方式，将之描述成"选取与问题故事矛盾的情节"的过程。玛丽·赛科斯·威利（Mary Sykes Wylie）在1994年将其描述成"淘金"，伊安·帕克（Ian Parker）将特殊意义事件的发现过程描述成"发掘埋藏在地底的荣耀"，怀特则认为可以用其他词来替代"特殊意义事件"：

> 我不会将"特殊意义事件"当成是矛盾情节的唯一说法，所以我不打算捍卫这个词汇……有许多其他的选择，比如"区别"，也很适当——也许实际的"场景"（sites），比如"紧张"、"破坏"、"分裂"等，也会更好。

在2004年举办的工作坊中，怀特使用"发动"（initiatives）代替特殊意义事件。然而，"特殊意义事件"已经被叙事治疗师所广泛使用，因此我在本书也将继续沿用。就像其他专有名词一般，其意义已然经过演变而与我们原本熟悉的用法大不相同。

生命历史背景中的特殊意义事件

怀特强调特殊意义事件在一个人生命故事中的重要性：

> 我高度重视生命史。我认为，这是了解人们生活和关系如何形成的机会。为此，我们需要关键性的记忆，为了关键性的记忆，我们需

要生命史……通过生命史，特殊意义事件或例外才得以产生……通过探究生命史，我们才能找到生命中的特殊意义事件。人们认为特殊意义事件会引领他们朝正向发展，这意味着拥有更好的生活。因此，一旦来访者清楚地讲述出那些特殊意义事件，治疗师对于过去生命中相关的想法、经验表现出高度兴趣是相当重要的。通过探索，例外或特殊意义事件就能够根植于来访者所叙说的生命故事当中。

来访者在回应我的问题时，逐渐形成并叙说出了不同的故事情节，同时，他也在扩大生命的视野。这种不同的生命故事一旦被忆起、叙说，便会与其整个生命故事融合在一起。有别于问题故事的叙说经验，这种漫长、难熬的替代性故事的叙说过程，也将使得来访者得到新的观点。他的故事将更贴近多元、复杂的真实经验，生命故事会因而得到丰厚。这并不代表原来的故事是"错误"的，应该被摒弃或否定；这个在治疗初期叙说的生命故事深刻地表达出了来访者对于自己生命的看法，只是它仍有扩充的空间。一旦融入其他的故事情节，故事的主轴或是次要情节会愈来愈清楚，并且在叙说—再叙说、检核—再检核的过程中，进一步延伸意义：这将影响人们如何看待自己、生命处境、人际关系以及社会背景。这开启了认知、行动和感觉的新的可能性，经过改写及丰厚的过程而成为一个人主要的而非次要的生命故事。

以下是我在实践工作中曾经遇到的问题故事摘要，当中暗藏着支线故事的线索。多数的线索相当明显。读者可以把这些叙述当成侦探小说来看，同时思考：线索是什么？这些线索将带领着我们进入什么样的支线故事？

- 来访者提到她的童年是阴暗的，她相当肯定父母并不爱她，但她一度提到自己很喜欢10岁的生日派对。
- 一位女性举了许多婚姻关系中的例子证明自己自己有多幸运。她的丈夫很会赚钱、很爱她、很体贴她。事实上，他几乎不曾打过她。
- 一位女性表达了对于儿子身为同性恋的深切羞耻感，这代表她是个失败的母亲。对于与儿子同居多年的男性，她表达了痛恨和不信任，并轻蔑地驳斥儿子对于他们将白头偕老的保证。

- 一位男性描述了他恐慌症发作的经验，几乎一去上班就会发生，周末也经常如此。

- 一位女性失业一年，受严重抑郁及焦虑的影响，这期间只有一次差点通过面试。

- 一位女性叙说着生活如何受她暴力的、不负责任的丈夫控制，当中简短地提到她有时通过想像自己拥有不同的生活而"成功脱逃"。

- 一个女性童年时期受到叔叔的性侵害，她责备自己刚开始时享受着与叔叔的互动，也责备自己在受到侵害时，因为感觉害怕和"肮脏"而没有在第一时间告诉父母。

- 一位男性将自己3段不愉快的婚姻归咎于自己童年时期冷漠、严苛的生长环境。他认为自己就是因此而没有发展出经营亲密关系的能力。除了偶尔探望祖父母之外，他从来没有感觉到被爱。

- 一位30多岁的女性，被医生诊断患有长期惧旷、灾难想法和恐慌症。她提到虽然多年前曾在团体治疗中得到了些许帮助，但她仍然无法应付自己的问题。她从不敢面对自己的恐惧，总是要求亲友在她工作和购物时要陪着她。

- 一位女性因伴侣的过世而深受打击。她的伴侣过世前久病缠身，偶而对她感到不耐烦。她感到自己"无法继续活下去"，尽管伴侣在死前一个星期曾说过这是他的心愿。

- 一位老师因为喜爱教书而从未要求升迁，她不想因为行政工作而失去在课堂上与学生接触的机会。她近来因为与她同期的同事被指派到较高职位而不断产生挫败感。

- 一个会计师因为公司不断要求加班而精疲力竭，他有时称病在家，整理庭园，并为此心怀愧疚。

- 一对异性恋伴侣在关系恶化、面临决裂和互相指控的场面时，仍因想起某件有趣的往事相视而笑。

有许多方法可以使线索浮现，也有许多线索可带领我们离开问题故事，进入支线故事。其中一种重要也最容易认出来的线索是，在一个人带过的故事片段中，展现出自己因被问题故事压倒而未察觉的力量、资源、韧性和勇气。这样的忽略有时可能是因为谦虚，或者担心自己可能因此低估问题的严重性。之前，这些积极特质可能因为埋没在问题故事中而对来访者不具意义。但它们一直存在，而这些特质存在的线索就在来访者叙说的故事中。我将以其中一个例子说明这样的过程。

戴安娜的故事

戴安娜长期以来受到恐惧的影响。她害怕宽广、开放的空间，也害怕小而幽闭的空间；她害怕开车，害怕独自外出。她讨厌在镇上散步，或在超市购物。有时，她会出现恐慌发作的症状，特别是在面对陌生的社交情境时。多年以来，她无法找到满意的应对方式，她有时会逃避，但她觉得这样的自己是怯懦的。

4岁时，她曾被困在电梯里数个小时。她对于这个事件和当时的恐惧感有着深刻的印象。她将这一生的问题都归咎于这个事件。作为3个孩子中最小的一个，她也怀疑是因为父母的过度保护而使她无法面对自己的恐惧。她的主治医师总是谈到她的恐惧，她也使用"恐慌的人"、"惧旷症"和"幽闭恐惧症"来描述自己。多年前，她参加了团体治疗，在那里的成员有着和她相似的问题，她也觉得这段经验很有帮助——主要是由于在团体中，在其他成员的鼓励和支持下，她会尝试采取小的实际步骤克服恐惧。然而，此时她结束了第一段婚姻，接下来生活中发生的事使她无法继续参加这个团体。矛盾的是，前夫轻蔑、无情的态度刺激了她克服问题的决心——她被迫带着问题继续前行，虽然承受着极大的

> 压力，但她仍然成功了。在第一段婚姻结束时，她发展出了所谓的"习惯性推托"或是"伪装的解决之道"。她联合其他人，先是朋友，接着是第二任丈夫或是她的女儿，在外出时陪伴她，如果无人陪伴她搭乘大众交通工具或开车，她就搭出租车。近来，她即使有人陪伴，也无法开车。通过"逃离问题"，她能够离开住所购物、参加聚会甚至是在离家不远的超市打工。现在她有一份工作性质和收入都更好的工作机会，在离家更远的牙医诊所担任接待和助理。但这样一来，通勤就更加困难了，有时无人能陪伴她，而搭出租车成本又过高。令她泄气的是，这份工作还要求她必须走到离诊所有一段距离的银行并且和不同的厂商接触。即使不情愿，她仍考虑要拒绝这份工作。她前来咨询，期待得到一些方法改善她的困境，然而也并未抱太大的期望。即使单独走进咨询室，对她而言也十分可怕，她抵达的时候十分紧张。

在第一次咨询的大部分时间里，我们在探索问题如何影响着戴安娜的生活。她接受了精神科医师的诊断，因此我们开始时先使用诊断的病名，再运用外化的语言，比如"惧旷症试图控制了你的生活"，或者"幽闭恐惧症侵蚀了你的休闲时间"。外化的对话贯穿了整个疗程，包含与她讨论问题、鼓励她提问、讨论西方社会如何崇尚"直面困难"而贬低逃避的行为。

我对于可能替代或抗衡问题故事的线索保持着警觉，如果能够引起她的共鸣，我们就能够在会谈中仔细进行探索。我有机会听到戴安娜全部的叙说，读者们可能会有兴趣回顾前面的摘要，尝试找出线索。我们可以先做笔记，目标是找出可能吸引戴安娜的线索，这些线索有可能引领我们进入支线故事。

（如果你选择做这样的练习，在完成前请不要阅读以下的段落。）

以下是我在与戴安娜对话的过程中，记录的关于特殊意义事件的线索。这些线索使我相信，她在惧旷症和幽闭恐惧症试图控制她的生活时，曾有成功克服的经验。

- 她有驾照和一辆车子，她决定要学开车。冒着失败和受伤的风险，她不但应考了，还通过了。
- 她并非足不出户，直到最近，她还能在别人的陪伴下开车外出。
- 虽然害怕，她仍在超市打工。
- 在搭乘出租车时从未有恐慌发作——尽管车厢是密闭空间。
- 她过去曾寻求团体治疗的协助，而即使是对于没有这些精神症状的人们来说，参加团体也是让人有压力的。
- 团体治疗曾对她很有帮助，戴安娜记得她过去在团体治疗上取得的进步。
- 当有动力时，即使面对压力，她仍然会克服问题继续前进。
- 她在面对问题时仍能够思考、组织并葆有创造力，并且她允许自己开车、上下班并使自己的生活更加充实。
- 她应征难度更高的工作，参加了面试，表现良好并获得通过，也接受了这份工作。
- 当她开始觉察到新工作可能带来的威胁时，她给予自己时间思考并且找到了解决方法。
- 她没有费力摆脱自己的症状，并且认为咨询可能有帮助。
- 尽管害怕，她仍独自走来接受咨询。

在整个咨询过程中，我邀请戴安娜持续思考这些线索。我询问她这些线索是否可以定义为她对抗惧旷症和幽闭恐惧症的例子。这些线索指出了特殊意义事件，戴安娜了解了它们的重要性。在重新检核及叙说生命经验的过程中，她的故事开始从无力、脆弱转变为应对问题和积极寻找解决之道。有时，事件的叙说虽然与原来的版本相同，但却出现了有意义的转变。她开始忆起不同于恐惧的其他事件，并且将其融入原本的故事当中。治疗师在此并没有进行"重新正向框定"，或建议她"正向思考"，或者说服来访者说她是坚强的并拥有足够的应对能力；我希望避免对她说"没问题"、"没什么好担心的"之类的话。戴安娜的叙说过程像是发现之旅，她受到咨询师的提问而非直接想法鼓舞。改写后的故事使得戴安娜将过去的成功经验带到现在与未来，并在此基础上，增强并扩展了自己摆脱惧旷症、幽闭恐惧症和恐慌症的策略。以她从过去曾有助益的经验淬炼而来的知识（逐渐、逐步地实验，直到适应了目前的阶段才继续向前），以及在咨询过程中仔细审视过去与现在成功经验的治疗对话，她建立起了足够的信心，能够独自在街道散步，并最终使她能够接受新的工作并且能愉快地胜任。

在逐步讨论她面对问题的策略时，戴安娜提到对于自己印象的全然改观，且别人对她的看法也与过去不同了。有时我只是任她叙说，但更多时候，我会鼓励她详述细节，追溯她在从过去到现在的每个片段中对于自己的想法和感受，并思考对未来产生的影响。我鼓励她仔细描述她所采取的行动以及行动所带来的效果。在这些讨论中，我鼓励她联结"行动蓝图"和"认同或意义蓝图"——她对于自己的行动有什么样的感受？她会如何描述采取这些行动的自己？

在 10 次开放式咨询结束前，戴安娜同意至医院进行一项小手术。她清楚自己会在病床上被推入手术室，并且在无助的、被麻醉的情况下被推进她已逃避了 30 年之久的电梯。我们讨论了她将如何应对这样的情境，她也发展出几个不同的策略。她决定不要为进入医院电梯的部分进行任何准备，因为这将造成压力并产生反效果。因此，她选择不采取过去曾多次奏效的渐进式策略。她会确认自己戴着象征平安的婚戒进入电梯（参见 Dolan, 1991），她会写信给医院澄清她的恐惧，如果需要也将再次口述。医院认真地对待了她的情况，并承诺在进入手术室前将只注射安全剂量的镇静剂，并由她所熟悉的护士陪着她，握着她的手，跟她说话。结果，在电梯里，她未产生任何恐慌的感觉。

以下摘录自我在结束治疗时写给她的信：

> 在许多年中，对于密闭空间和离家的恐惧侵蚀并限制着你的生活。你很有技巧地克服了这些困境，但逐渐对恐惧的影响失去了耐

心,再也无法忍受你认为是逃避而非面对问题的行为。在咨询结束前,你专心地确认、学习、扩展、增加了许多成功经验;在没有自我强迫的内在压力之下,你了解到了自己不必受恐惧控制,而能够面对、挑战这些困难。你通过这些成功经验建立自信,比如在女儿的陪伴下开车载着先生去上班,到超市与卖场购物,规律地从家中走路上班,走过曾经害怕的乡间小路,定期地走至治疗室赴约,并且平衡了以下两种状况:持续不带罪恶感地逃避压力情境,以及确认自己已准备好一点点击败恐惧。在咨询结束时,你已可处理在医院手术时必须面对的困难(也就是之前对"密闭空间"的害怕);你也相信自己将能够在独自开车方面向前迈进一大步。

如果我在戴安娜的叙说中所发现的线索并未引起她的共鸣呢?如果戴安娜在回答了我的问题之后,仍无法认同线索的重要性呢?治疗师常会过分相信自己的假设,并且尝试将其强加给来访者。我希望我在这样的情况下能够发现并尊重戴安娜的缺乏回应,我也希望我能够放弃这些线索。我希望我能够她在叙说的过程中寻找其他的线索,直到其中一个能够带领我们发掘特殊意义事件。

特殊意义事件的运用

当我首次了解到,人们常常无法整合线索以组成能够对抗主流支配性的负向故事时,我真的很得意,但回想起来,现在却觉得十分尴尬。怀特曾清楚地指出:叙事治疗并不是由"指出优点"构成的(1989)。尽管他与艾普斯顿在著作中曾说明,特殊意义事件不会从故事中自然浮现,亦不会从指认问题消失或克服困难的简单推动中浮现,但认为人们未能认识自己业已拥有的优势的想法也过于简单化了,可这一度曾成为我进行治疗的"主流故事"。我有时会忽略对于完整描述问题的要求。人们一完成叙说,我便抓住我所听到的力量、勇气、资源或成功经验，或立即追问相关的例子。我接着会为来访者所给的事例而祝贺他，或是问一个标准的问题：这代表你是怎样的人？我常会忘记保持真诚的好奇和开放性，而通过语调和语句暗示我想得到的答案：这表示你还没有完全被抑郁所控制。我应该更早警觉这种高姿态和祝贺所带来的反效果。使我感到羞愧的是，有一两个来访者在接下来的咨询中，因为没能有正向的事件与我分享而向我道歉。

虽然我仔细研读过怀特、艾普斯顿和其他叙事治疗师的著作，但我仍又过了一段时间才了解到：虽然不同的线索可能引领我们发现隐藏着力量和资源的支线故事，但这不是重点。重点在于线索应是与主流故事矛盾的，或者是能够使我们质疑主流故事的，这才真正可能对来访者有帮助。这种帮助可能令人痛苦，而无愉悦或激励作用。艾伦·詹金斯（Alan Jenkins）描述了对一位向伴侣和孩子施暴的男人的治疗，他在合适的时机询问"你觉得吉儿是否是因为你的暴力行为而失去了对你的信心和尊重"，以及"你是否也因此不再尊重自己了。"（Jenkins，1990）我想像，认真思考并肯定地回答这个问题对来访者而言是相当痛苦的。但在治疗中，这样的答案却是特殊意义事件。它挑战了原先合理化行为的主流故事："我就是脾气暴躁"、"我知道那是错的，但我无法控制自己。"（Jenkins，1990）如果来访者能为自己造成的痛苦感到懊悔，并且希望有所改善，我们就有可能找到他过去类似的想法，或是质疑主流故事的片刻。这样的特殊意义事件可能引导出对于受害者的同理，而非合理化行为的模式，进而寻求改变。支线故事当然不能合理化暴力行为，但它可能使得人们最终真诚地改变暴力的行为模式，并维持长期的效果。

有时，特殊意义事件并不是一种个人力量，这种情况在我与一位年轻女性的治疗对话中就出现过。她长期努力经营家庭，尽管在社会、经济和家庭关系方面都遭遇了极大的困难。她说："我知道我很坚强，每个人都这样告诉我，但我就是想要改变一下，可以有人照顾我。"对她而言，特殊意义事件是被呵护的期待，这是她的丈夫所不了解的。当我们进行重新叙说的对话时，她发现自己曾经不必独自承担家务，拥有属于自己的时间。这种情况发生在她决定应征一个自己喜欢但犹豫了很久的工作时。她不再事事承担。她面对了丈夫长期以来对于责任的忽略，丈夫逃避退缩的行为模式也在某种程度有所改善。

有时，来访者在治疗后期因为其他特殊意义事件引起了共鸣，才能看到某些线索的重要性。有时，我发现在某个重要线索上多坚持一下是很重要的（线索在开始时可能只对我来说有重要性）。来访者需要一定的时间使已固定的认知得到澄清和改变。在放弃某个线索之前进行一段尝试，再回溯决定是否正确，这的确是困难的，我常觉得自己做出了错误判断。

仔细探究

当来访者认识到特殊意义事件之后，我会尝试引导他进行更加详细的描述，以使得回忆中的场景变得栩栩如生。这通常可以通过鼓励感官印象的叙说达成，因为我们通过5种感官经验体验世界，这些感官体验有着强大的影响力。我要求来访者精确地描述他在当时的所见所闻，如果合适的话，还可包括嗅觉、触觉（有时甚至包括味觉）。通过感官的记忆回溯过去，使得过去经验成为当下具体的觉察和重新经验的过程，而不只是寻常的抽象概念。有时这样的做法并不恰当，有可能被滥用，但有时引导来访者进行感官经验的描述有着不可思议的效果：

> 丹尼尔是位电工，因为管理阶层的陷害和骚扰，已经失业4个月了。他的家庭生活并不和谐。在第一次咨询时，他说他已经失去了对生命的热情。

接下来，我将重现我们的部分咨询过程：

治疗师：上次你提到自己不再喜欢钓鱼了。

丹尼尔：从那次之后，我又开始钓鱼了，那真的很棒。听起来很蠢……我不知道怎么说……这又让我成为了过去的自己。

治疗师：我的女婿也喜欢在河边和海边钓鱼，他跟我分享过其中的乐趣。为什么你会这么喜欢钓鱼？你可不可以描述一下钓鱼的经验，让我了解一下夜钓的人会看到、听到、感觉到些什么？

丹尼尔：我常到湖边钓鱼，在帐篷中过夜，钓竿就在我身边，整个世界是平静详和的。当天空泛红、晨雾飘散，我会看到不远处的灯火，但我是遗世独立的，只有湖水拍打岸边的声音、风吹过树梢的声音和动物发出的声音。我太太问我："你怎么可以忍受？我好怕会有老鼠。"我的确听到过老鼠的吱吱叫，但觉得没什么，重要的是我们一起共度夜晚。我听到蝙蝠、猫头鹰的叫声，在微光中看到狐狸。有时还会看到蛇。上星期，我架好钓竿，躺下睡觉时，觉得自己是如此接近大地、接近自然，我成为了自然的一部分。当时我真的累了，在各种声音的环绕下沉沉入睡。当我醒来时，闹钟铃声大作，我想："哦，不！"大雨重重打在我的帐篷上，我觉得好冷。我以前可能会翻个身，心想，管他的，然后又睡个回笼觉。但这次我知道自己想要也必须醒来。我走出去检查钓竿，并且浑身湿透了，我钓到了一条大鲷鱼，在营灯下闪闪发亮。鱼是很美的，如果我抓到的是小鱼，我会放生，并说"回到妈妈身边去吧，几年以后见。"但这是一条大鱼，所以我留了下来。如果太心急的话，什么都钓不到。那真的是一条好大、好漂亮、好有光泽的鲷鱼。

对问题采取立场

通过叙说更丰富、更贴近经验的故事，人们会和问题发展出不同的关系，因为他们已经改变了相对于问题的立场。人们之前受到问题支配，但如今却开始"规划自己如何影响问题的发展"（White，1989）。咨询师要敏感地询问并回应故事内容，引导来访者为问题命名，并且探索他的想法和感受，这将使得他有机会客观看待问题，并且改变与问题的关系。他开始以不同的方式思考问题，更重要的是，他开始通过过去不曾注意过的经验和观点看待自己。他开始了解，问题在过去和现在并未全然绑架他的生活。他也相信问题从此之后再无法支配他的生活。

怀特曾将下一个治疗阶段称为"引发两难情境"。咨询师询问来访者现在想要采取什么样的行动。他的新发现和新观点是正向还是负向的？他是满意于现状还是想要改变？如果他决定要改变生活和人际关系，将会有什么样的好处或坏处？通常，来访者会决定改变，并且肯定地做出承诺。怀特现在将此阶段称为"采取立场"（take a position），其他叙事治疗师也沿用这样的说法（Winslade and Monk，2001）。第二种说法的出现是因为它有效地消除了"对抗"、"击败"等跟问题有关的用语。怀特对于战争或是对抗的隐喻有两层疑虑（White，1999）。

首先，这样的描述暗示了对于解决问题的态度。反击并不总是适用的。人们可能会通过较丰厚的叙说厘清问题的影响力，并通过治疗师的回应重新叙说而使问题"消融"，"使其有力量做重大改变"（White，1989；see also Anderson，1997）。在许多情况下，当人们受到其能力和环境限制，而仍然要面对重大困境时，对抗性用语反而会阻碍其进一步向前。一个曾罹患癌症的朋友告诉我，亲友善意的言辞曾经给他造成压力。他认为医学专业才应该"对抗病魔"。这验证了我从曾长期接受咨询的来访者帕特身上学到的极有价值的观点。他曾教我关于绝望、坚忍和接受的意义。

第二，更重要的是，怀特认为"反击"是现代西方过度强调个人主义或战争文化的语词。未经思考就使用这样的语词可能强化了问题，并且忽略了当中政治、社会和文化的因素：它暗示了问题的责任在于个人，解决之道在于个人的面对与反击，治疗就是要强化个人的能力。问题的社会、文化、关系互动的元素在这样的语词中完全被忽略，也因此忽略了家人、朋友和社群的支持。个人主义的用语与传承自后结构主义的叙事治疗的假设大相迳庭（见第九章）。

在对被其他人——包括自称专家的人——治疗过的来访者进行治疗时，通过治疗协助人们确定对于问题的立场是十分重要的。叙事治疗帮助人们突破桎梏并且选择自己的立场。

> 那些被认为处于所谓正常边缘，或是落入精神疾病范畴的人们，是被推向这样的位置的，这样的位置设定了行为和经验的定义……比如文化中所呈现的有关女人和精神疾病的概念，也许不是内化的刻板印象，但却是长久以来建构出的社会文化定义，人们以此为自己定位并确定自己的行为方式。（Parker et al., 1995, emphasis in original）

怀特的地图定位表述

迈克尔·怀特很愿意分享他的理念，并在网络上发表了他的笔记（www.dulwichcentre.com.au）。如同我所写的，这些笔记包含了在叙事治疗中被广泛运用的"地图概念"。对于治疗早期阶段的定位地图表述（statement of position map），他有两个描述。我们称之为"地图"是因为它勾勒了治疗的大概轮廓。怀特强调，所有治疗中的地图都只是份指引，一旦融会贯通，就可依据来访者细微的反应运用及修正（White, 1999; 2004a）。每个定位地图表述包含了4种探问类别。治疗师可依序形成外化对话。

我将怀特的见解摘要如下：

地图一

1. 与人们讨论问题精确、外化的定义时，描述应是仔细而精准的。

2. 描绘问题对于人们生活、人际关系及各层面的影响。

3. 检核人们是安于现状，还是期待改变。

4. 询问人们如此回答第3题的理由，以及他过去的生命经验是如何影响他形成此种评价的。

地图二

1. 与人们讨论特殊意义事件的精确定义，描述应仔细而精准。

2. 描述特殊意义事件是如何影响，或可能如何影响他的生活、人际关系或其他层面。

3. 检核人们对于特殊意义事件的影响的看法是正向、负向还是二者兼有的。

4. 询问人们如此回答第3题的原因，以及他过去的生命经验是如何影响他形成此种评价的。

案例

以下的治疗案例并未全部按照地图进行，但如前所述，地图是指引而非规定。当我在与菲利普进行咨询时，我将这份地图记在心中，因此读者在阅读这个段落时，请参阅前面对于地图的描述。

> 工作压力影响着菲利普的心情、与妻子和两个女儿的关系。他描述自己和她们相处时"脾气暴躁"，有时会因为小事而争吵。他是药品集团的销售经理，收入不错，对于工作热情而负责。由于他工作投入，很快拓展了业务，因此手下销售人员的数量增多，多数时候必须驾车到很远的地方去。他觉得与过去相比，自己与业务代表的直接接触愈来愈少。他对于自己要求甚高，并且花了更多时间确保每位同事遵守企业流程。有时为指导他们完成文书工作，他会帮助他们完成整份文件，并确保所有事都在自己的掌控之中。上级指派的工作愈加困难，而他也开始愈来愈易怒和吹毛求疵，所以有些他尝试协助的同事开始讨厌他。

在我询问我们要如何称呼这个问题时，他说是"压力"。我怀疑这个命名虽然精确，但过于一般化。什么样的命名会更贴近他的经验呢？在一段讨论之后，他开始称之为"完美主义"。他描述完美主义不只影响他与同事、家人的关系，影响他的睡眠，减少了他从事休闲活动以及与亲友相处的时间，也使得他开始忧虑自己的健康，因为这样的生活状态易导致高血压。

我询问菲利普，完美主义什么样的影响最令他担忧，他毫不犹豫地回答说是摧毁他与妻子、家人的关系。事实上，他有时担心，如果该种状况继续下去，婚姻可能无法维持。他的妻子要他换一份较轻松的工作，或者至少放慢节奏，但他认为毫无可能。我们花了一些时间直接而仔细地检视了如果婚姻关系破裂，他的生活会变成什么样，他的回应是"如同地狱一般"。

如此聪明和高度自我觉察的男人却无法看到明显的解决之道，对此我感到困惑。我询问了菲利普，是什么让他无法采纳妻子的建议。他认为自己被困住了。他对于自己的整体观点来自于在事业上超水准的表现。如果松懈下来，那会使他和同事担心工作表现，这将增加而非减少他的压力，他只能变得比现在更糟。如果他担任一个较轻松的职位，会有两种结果：其一，在封闭且专业的药品业务中，这件事将很快尽人皆知，大材小用将使他失去面试其他工作的机会；其二，他现在的老板会开始怀疑他的动机和忠诚度。

菲利普的解释使我明白，如果与他讨论社会文化对于过分投入工作的推崇——如果我尝试外化这个他已然内化了的论述，将不符合他对于自己的认识，也将过分挑战他对于自己成就和信念的价值感。我提醒自己，"高标准"是菲利普认同的核心，而且——有何不可呢？毕竟，我也尝试以高标准要求我自己的工作。

我表示，也许我们对于问题的命名不够精确。"完美主义"是非常负面的语词，也许"高标准的误用"会比较贴切。菲利普很好奇，并问我那是什么意思。我想知道他是否也在解决这个问题上设立了高标准，而不是将之视为问题本身。我曾在书上看到，20世纪30年代，福特汽车公司发现，给予基层员工短暂的休息时间，其生产效率高于不间断的工作。这件事有什么重要意义呢？菲利普说，如果不要过分强迫员工，让他们有时间喘息，将提高工作效率。我说，正是如此，所以将高标准与放松相结合，才能够达到最好的效果。不间断地工作、强迫自己，是对于达到高标准工作表现的误解。

菲利普很快理解了，同时震惊地想到自己过去可能并未真正发挥能力、实现自我价值。他认识到，与某些业务代表间恶劣的关系就是这种心态最好的证明。要留出更多空闲时间，或是少做些事，目前他很难做到。一如他曾经提到的，这样的改变可能导致焦虑升高，并带来反效果。讨论过后，我们决定进行一些小实验，仿效福特汽车公司的做法。在结果未定之前他都可以改变心意，这样也许可以减少焦虑。我们设定了4周时间来进行实验，菲利普将思考他可以进行哪些不具有威胁性的改变。

在4周后的第二次咨询当中，菲利普分享了许多经验。每天傍晚5点到隔天早晨，他会设定答录机过滤业务电话。他降低与业务员会面的频率，并且只有在他们请求协助时才与他们一起进行文书工作。他在开车往返时收听广播，而不像之前一直烦恼工作上的事。他为自己安排了至少半小时的午餐时间，并在用餐时看小说，而非批阅公文。他现在很快乐，并且很惊讶地发现，他仍能维持理想的工作效率，他自己、业务员和他的妻子都注意到他的情绪明显改善了。在讨论过后，他决定再延长4周的实验时间。

在第三次咨询时，与前一次很相似，菲利普有了更多的变化。他为妻子准备了惊喜的晚餐，妻子很开心，他也花了更多时间与两个女儿相处。他觉得重新找回了被工作所控制以前的自己。我们花了一些时间讨论这句话的意义，联结过去对他而言重要的活动和事件，尝试将之带到当下。

他现在有很好的睡眠质量。更重要的是，他觉得在工作时精力充沛并且充满动力，在完成任务的同时享受到更多乐趣。他不再将改变视为短期实验——这些改变将继续存在。菲利普觉得他不再需要接受咨询。所以我们就结束了治疗。

小　结

在叙事治疗中，故事的隐喻类比了叙说无可避免的选择性、片段性本质，以及人们在治疗室中呈现生命故事的选择性记忆。就如同小说一般，个人的故事包含了个人的行动、思考、感受。人们诉说的主流故事复制了特定层面的经验与主题。主流故事的内容与本质强烈受到社会文化规范的影响，包括定义人们行为举止的刻板印象。主流故事增强了两难和冲突，并影响了人们对自己的看法。治疗师应对人们叙说中不符合主流故事的元素保持警觉，通过针对这些元素的询问与讨论，可发现人们的"特殊意义事件"。特殊意义事件是不符合主流故事的支线故事，人们会在其中找到自己独特的意义。治疗师鼓励人们把这些特殊意义事件串起来，使之成为生命的支线故事，并在这个过程中重新调合主流故事，使其更加完整，并使人们从中受益。在治疗过程中的叙说与再叙说，使得人们获得了更大的自由，重新定位自己与问题的关系，修正以往的生活方式，或采取与过去不同的生活方式，更加贴近自己以及重要他人对于生命的渴望。

第五章 提　问

在我接受咨询训练的期间，专业书籍普遍认为提问会使人感到不自在，甚至是敌意。布拉姆（Brammer，1973）认为，在第一次咨询时，提问题是策略上的失误，因为"来访者会觉得自己被审问而产生威胁感"。他认为开放式问句可能有帮助，并举例进行了说明，但仍认为这可能引起不安：就一般规则而言，我们应带着清楚的目的，并且谨慎地使用提问，否则提问不过是变相的陈述（1973）。本杰明（Benjamin，1974）用了整个章节讨论问话，并且警告我们提问当中可能隐含邪恶的意图，而非正向观点："我对于提问最大的反对在于利用提问。如果我们通过问答的方式进行会谈，这将成为一种惯性模式，来访者将觉得自己是回答问题的机器，当不需要回答问题时，自己最好保持缄默。"尼尔森·琼（Nelson-Jones，1983）证实了"提问在咨询的文献中，受到了较多的批评"。尽管认为提问有助于获得特定信息、探索细节和专注在情绪上，并"协助来访者找出看待自己、他人、情境和生活的不同方式"，他仍以几页的篇幅重申对于滥用和误用提问的警告。霍布森（Hobson）认为，提问隐含着审问的涵义："我不提问题，在对话中，我不做审判者。我只是陈述。"（1985）

由于叙事治疗大部分是由治疗师的提问所引发的对话构成的，其他治疗学派的咨询师可能对提问题抱持怀疑态度。但在作为叙事治疗的理论基础之一的家庭治疗中，提问是核心。问句被理解成对于来访者所处情境的强烈兴趣，想了解他所面临的问题，显露"好奇"的态度是最好的。在20世纪70年代，米兰（Milan）学派发展出协助治疗师和家庭去了解、探索、扩展个别家庭成员看待家庭状况的"循环式问话"（Palazzoli et al.，1980）：

家庭成员轮流被访问，对家中其他成员的关系、想法、行为发表看法。举例而言，治疗师可能对父亲说："从你的岳母来你家住以后，儿子和他母亲的关系变得更好还是更糟了"……这类问题是无止尽的，对于这种问题的新鲜感，会使人们停下来思考，而不是给予陈腔滥调的回答。经常可以见到家庭成员热烈参与其中，等着听其他成员对于彼此关系的看法。(Burnham, 1986)

循环式提问可促发同理心，不只是治疗师对家庭成员的同理，还包括成员之间相互的同理：

> 罗杰斯主要进行个体治疗，非常主张在与来访者进行沟通时运用治疗师的同理式理解并十分关注其对于来访者的影响。我认为，系统治疗师应认识到在身处于一个系统的家庭成员之间，同理式理解也同样重要，应运用循环式问话来引导他们……在这样的过程中，他们会想要了解别人、了解自己。(Wilkinson, 1992)

叙事治疗师会问问题，并从来访者的回应中再激发出更多关于生活的提问。这引发了对叙事治疗是疏离、侵入性的质疑。但以怀特为例，他全然与来访者同在：

> 我与前来咨询的人们一起哭泣，我也与他们共同欢笑，我分享他们的喜怒哀乐。当我与人们共处一段时间之后，我以见证者的身份体验到了他们的情绪起伏。有时，在人们的支线故事受到尊重并展开替代性认同的叙说时，我会与他们一起庆祝。所以让我搁置"理性的方法"以及"对情绪的不自在"。我不把自己放在学术或是理性的位置。这并非意味着我服膺心理治疗文化中主流的"情感论述"。(White, 1995a)

在我最初接受的个人中心治疗训练中，我们被教导要避免提问，因此有时我会对提问感到为难。但当我通过提问传达渴望真诚了解来访者生活的意图，并以此进一步引导来访者以建设性的方式检视其生命时，我就不再因此而困扰了。有时听到人们问自己的时候，我不免感到惊讶。有时，在回应提问的过程中，来访者似乎产生了一些改变，这也指引着其发展中的故事。有时我在来访者回答后针对其回答所问的问题似乎对其别具意义。我希望自己能够同我曾经观察过的有经验的叙事治疗师一样，能以更婉转、更具探索性、联结性、创造性的方式进行提问。

遣辞造句

在怀特的治疗记录中，有许多提问的范例，他近期的作品包括治疗记录和他与其他叙事治疗师的治疗录像带（Masterswork Productions，Los Angeles）。

在初次阅读怀特的提问时，我曾因为提问过于复杂而感到困惑与失望。但某些看来简单的直接提问对来访者的自我探索却有着不可思议的影响：

- 如果你反对男性主导的观点，这可能会使你与其他男性格格不入，你要如何应对这种情况？（1989）
- 我现在对你有两个印象，一个新的你和一个旧的你，两者之间存在着明显的差异。如果你可以将二者进行比较，你会有什么发现？（1989）
- 你能不能想起某种情形，比如面对问题你很想放弃，但你并没有这么做？（1989）
- 在采取这个步骤之前，你是否曾想放弃？如果有，你是怎么不让自己放弃的？（Epston and White，1992）
- 这些发现是否使你了解自己对于生命的渴望是什么？（Epston and White，1992）
- 看到父母在面对危机时团结一致，你有什么想法？（Epston and

White, 1992)

我尝试带着这样的精神问话,而非抄袭当中的字句。我受到艾普斯顿和怀特在工作中所实践的想法影响:复合式问句易于根据来访者的背景和年龄而进行调整(1992)。怀特谨慎地指出,他的问句是"自然进行的对话"的一部分:"当然,我不是连珠炮似的问这些问题。相反地,它们是自然产生于对话背景中的,每个问题都紧紧扣住来访者先前的回应。"(Epston and White, 1992)当我观摩怀特在阿德莱德进行的咨询工作时,他的提问从不拐弯抹角或扭曲原意。他的提问是微妙的,但总能让来访者了解。虽然有时因来访者不熟悉提问的思考方向而需要通过重复加以厘清。在自然、不勉强的情况下,这样的提问能够促使来访者认真思考,他们的回答总能重新叙说他们的生命故事。

提问的类型

怀特早期的著作《提问的过程——具有文学价值的治疗》(*The process of questioning-a therapy of literary merit?*)重现了他在咨询过程中的提问,以作为"可供实验的治疗工具"(1989)。作品篇幅相当长,除了详细叙述提问的理论基础,还有3大类、12小类总共约80个例句。问句引述自真实的治疗对话,许多问句可以同时归纳为不同的类别。类别和原型都不容易记住,怀特本人也在文中质疑:"在写作的过程中,我想到了新的、也许是更有助益的问句呈现方式。"(1989)但他并未在后期的文章中提到新的分类方式。

解 构

叙事治疗与大部分的治疗师有着同样的假设:来访者的生命故事比他

刚开始呈现的要丰富。但叙事治疗师有别于传统治疗师，并不认为自己具有心理洞见。叙事治疗的假设与一般治疗师专家的定位和知识不同，例如，一般治疗师认为应充分了解潜意识压抑的素材、移情、团体过程、未发现的非理性思考、肢体语言、受阻滞的自我实现、沟通的问题，等等——所有对"缺陷"的描述都假设治疗师需要洞见，以协助来访者看到并矫正缺陷。叙事治疗师带着后结构主义的观点使治疗过程透明化。"故事会愈说愈多。"通过提问澄清各个方面的元素，故事得到完整的叙说，并且容许争议的存在和进行修正。

如同我在本书中提到的，叙事治疗的假设包括：

- 问题故事受到未经觉察的社会价值、观念、假设所影响，这使得人们受限于无益的方式来定义及说明事件，并衡量其价值。
- 人们常相信他们的问题源于个人缺陷，所以他们不会考量社会、文化、经济和政治等因素对于他们生命和问题的影响。

怀特将治疗师引导来访者检视、探究上述观点的过程称为"解构"。

不只是心理治疗，在许多情境中，后现代主义与后结构主义思想家用解构来表示"拆解"或仔细检视，进而探究难以一眼看穿的隐含意义与重要性，特别是针对被文化、社会视为理所当然的观念。库勒（Culler）引述了爱德华·赛德（Edward Said）的评论，认为"简·奥斯汀的小说可以诠释当时大英帝国为了维持其高贵的生活而剥削殖民地的时代背景"（1997）。奥斯汀的小说《曼斯菲尔德庄园》从未言明教养和礼节是上流社会生活的行为规范，虽然少数居民并未遵从这种生活方式，但作者在小说中隐然赞同，甚至在最后一页公开声明，托马斯爵士在印度西部的奴隶身上获取财富是为了维持其社会地位。解构的分析使得此一矛盾浮上台面，这并非要谴责这部小说，而是为了使读者了解不同层面的意义。

我们将被拆解、检视的素材称为文本（text）。文本可能如字面意义是如小说之类的出版品，同时也可能是所有被检视其隐含的意义和重要性的素材；文本不仅包括具有高度文明的艺术品，如文学作品、绘画、雕塑等，也包含具有文化意义的产品，如广告、车体设计、服装、甚至是食物。在影响深远的《神话学》（*My Chologies*）一书中，作者罗兰·巴特尔（Roland Barthes）解构了许多主题，如职业摔跤、肥皂粉和洗衣粉、玩具、电影明星的照片，以及牛排和薯片。本书有趣却不轻浮，巴特尔的分析十分精辟，有时揭露出未受检视的文化涵义。叙事治疗师特别关注书中对于著名的美国摄影展"人类之家"（The Family of Man）的解构。作品当时正在法国展览，被形容为"伟大的家庭"。巴特尔认为这样的标题强化了作品中现代主义和本质论的观点，验证了其中伤感与平凡的信息。其强调"外来"的差异，但实际上未尊重多元性，并简化了对于人性的假设：

> 不断强调外来主义，以及种族、肤色、风俗的多元，在这样的多元论中，一致性却奇迹般地出现；诞生、工作、欢笑、死亡不断在各地重演。虽然这些行为仍存在种族的差异，但至少说明人们的内在存在着共同的"本性"。但多元性流于形式并用以掩盖共同的模式。当然，这意味着对人类本质的假设。（Barthes，1957/1993）

解构成为一盏明灯，使晦涩之处清晰可见；它丰富并拓展了我们的视野。它承认复杂性并使其浮上台面，当然，解构的分析本身是经得起推敲并且在不断精进的。

在《提问的过程》（*The process of questioning*）一文发表的两年后，怀特撰写了《解构与治疗》（*Deconstruction and therapy*）。这篇文献也许象征着崭新且有助益的提问方式。他曾在早期的文章中提及，随后在国际研讨会发表，接着以 3 篇独立的文章出版（1991；1995a；Epston and White，1992），并成为怀特在阿德莱德训练课程的教材。文中勾勒了怀特如何将"解构"的概念应用于治疗过程：协助人们检视受文化影响的思考方式与理念假设，以协助他们看到过去未曾注意的可能性，贴近人们的渴望，并在有意识的选择下将其付诸行动。

我对解构的初步定义是：推翻"理所当然"的过程。所谓的"真理"从其情境背景中分割出来,隐藏在观点之下的歧视、偏见以及未经检视的自我与关系规范是在压抑人们的生命……(通过这个过程)我们更能觉察某些生活与思考模式如何塑造了我们存在的方式,我们将因此得以选择不同的生活与思考模式……我们也可以用不同的方式思考:举例而言,解构人们视为指导原则的自我叙说与主流文化知识;解构受文化支配的个人与关系规则;解构文化中的实践论述。(1995a)

在文中,怀特以最大的篇幅介绍如何解构来访者的叙说。他将提问加以分类并举例说明如何通过提问催化这个历程;显然,在文章发表后,他仍在不断思考如何将治疗提问分门别类。

解构的提问

在此罗列三个类别:

1. 对于行动蓝图的提问:

- 你如何准备好采取这个行动?
- 讲讲你儿子目前的发展状况。其他人对此有所贡献吗?如果有的话,他们做了什么?
- 到目前为止,你在生活中看到的什么能够暗示你这是大好机会?

2. 对于意义蓝图提问:

- 这些发现意味着你对生活的渴望是什么?
- 这样的发展意味着你是什么样的人?
- 回顾这段奋斗史,简认为生命中重要的价值是什么?她坚持的是什么?

3. 对于体会"经验"的提问:

- 如果我是你年轻时生命的观众,你认为我看到的哪些事情能够让我了解你的成功之路?
- 在你认识的人当中,对于你采取这些行动面对问题的影响和挑战,谁会最不感到惊讶?
- 我想知道这些成就是怎么获得的。当然在你认识的人中,谁最能够为你说明?

怀特也说明了第四种提问的类型:解构权力的对话。这样的对话和叙事治疗对政治的看法有关;这是治疗师具体外化来访者内化论述的方法。怀特引述弗洛伊德的论文,指出自我审核钳制着人们,其基础为未经检核的社会规范和关系定位所包含的假设、观念和行动:

> 对弗洛伊德而言,现代权力系统已不再是自上而下的集权执行,而是"去中心化"、"被取代",权力的运行被伪装、隐藏,与某些被视为理所当然的真理有关,并因此引发了特定的"正确"结果,比如生命要"实现"、"解放"、"理性"、"分化"、"个别化"、"自我掌控"、"自给自足",等等。一如弗洛伊德所说,权力的运行方式隐晦却极为有效……这些所谓"真理"由当权者通过权力传播,而非受成功、解放的理念本身影响……权力的分析对多数人而言相当困难,因它暗指意向和行为是个人自由意志的展现……实际上并非如此。(Epston and White,1992)

以上这段文字的哲学思想来自于后结构主义,质疑传统治疗学派中的个别化假设,这将在本书第九章中加以讨论。

怀特并未举出此种类别的提问例句,但他在文章一开始就以几个案例说明其重要性。以下是从我的治疗实践中撷取的例子:

- 一个好父亲必须对孩子严厉,这样的想法是怎么来的?
- 当你忠于妻子和家人时,谁是你的榜样?
- 你因为男友坚持己见而尊重他,但看来他的某些想法造成了你的痛苦，这让同样身为男人的我开始思考，坚持己见和冥顽不灵有什么不同？

- 如果你不再为家人采购、洗衣、清扫、准备餐点，并且坚持他们必须分担家务，你认为他们会用什么理由跟你争辩？他们的这些想法是怎么来的？
- 你因为公司失去订单而被裁员，社会媒体如何造成你因为失业而产生的罪恶感？
- 你的朋友认为在丈夫过世两年后，你应该开始新的生活，他们这样的想法是怎么来的？
- 你说在儿子告诉你他是同性恋者之后，你就一直很伤心。如果你同意的话，我觉得我们不妨来谈谈在这种情况下你为何使用"伤心"这个词。
- 你的姐妹淘说你应该每个星期进行自我探究，而不是我们彼此同意的3个星期进行一次。我们可不可以谈谈她们这么说的意思是什么，以及这些想法是怎么来的？

解构实践（知识）论述的提问

在文章末尾，怀特将政治权力的概念应用在治疗上：在专业领域由权威定义的所谓"真理"，以及用以描述的语言如何反映出专家地位的巩固。他认为，心理治疗可以协助人们通过自己的知识对抗专家的地位：

> （专家的）技术鼓励人们相信专家对于人性有着客观公正的描述……真实世界的开放、模糊、暂时、变动的本质被封闭、固定、永恒的事实论述取代……治疗师通过将自己定位为来访者生命故事的"合著者"，和人们共同建构替代性、较贴近渴望的真实，以解构专家知识；并通过与来访者的互动建立一种氛围，使来访者成为自己生命故事的作者。（1995a）

怀特进一步指出，治疗师有责任鼓励人们对于权威人物的"专家知识"抱持怀疑。治疗师也应通过询问人们在治疗过程中的经验，鼓励人们对治疗提出质疑和检验（1995a）：

> 治疗师应破除自己获得真理的"特权"，持续不断地鼓励人们追求自己的真理。治疗师在过程中的参与必须依赖人们对治疗的反馈……治疗师能解构并具体呈现他们的反应……在来访者的个人经验、想像和意图的背景之下。（1995a）

怀特的文章在这个部分也没有案例，因此，我提供了一些在实践中解构专家知识提问的例子。

- 我建议你思考报刊上的一种说法：曾有受虐经验的人总是会成为施虐者。作者是否提出了足够的事实佐证他的说法？你要不要看看一些持相反意见的研究结果，以及书上对于受虐者的访谈内容？
- 医院的转介信上有许多你不了解的缩写和术语。我也不知道那是什么。信上是否透露了写信的人以及授权发这封信的人的态度？这样的写法，与你感到不受重视以及认为他们对治疗者怀有敌意的想法有关吗？
- 你对这样的咨询过程感到满意吗？有没有讨论到你关心的问题？
- 在前几次的咨询里，我建议你思考某些观念。我是不是太着急了？这会不会像是另一个要你按照他想法做事的人？
- 我了解你说的吗？有时我也会弄错。
- 我真的很感谢你告诉我，有时我们的结论是行不通的。我很需要这种诚实的反馈。
- 作为一个男人，我永远无法了解女人的经验。但我很愿意试着了解你所告诉我的。我们如果继续这样的谈话，你能够接受吗？
- 噢，不！我差点直接判断你这么做的原因，真的很抱歉，这是我的坏习惯！

通过提问改写生命故事的隐喻

穿梭在来访者的生命故事中

在治疗开始时,叙说的故事通常不是线性的,而是由一系列元素组成的。在许多现代的电影和小说中,过去与现在交错着。人们从现在回想到过去,甚至可能更久远之前,再回到现在,并且编织出可预见的未来;未来的影像又再次唤起过去的记忆。有时人们会为了看似杂乱无序的叙说道歉,但故事清晰完整的全貌会从中浮现。提问的过程逐渐鼓励人们叙说支线故事,就像是符合"递归顺序"一般。

> 我认为"穿梭时空"是重要的。我们可能就在来访者生命故事的某个部分中,对于事件进行反思:回顾当时发生的事件之后,你对生命中所重视的价值是否有新的发现?就这样,从不同事件的叙说中,我们有意识地穿梭在来访者生命故事的行动蓝图与意义蓝图之间。我们可能会再跳进另一个生命故事的场景:你是否记得某个反映出这个重要观念的情节?这样的提问将我们再次带回行动蓝图。(White, 1995a, emphasis in original)

怀特为这样的提问过程提供了清楚的图示(见图5.1)。我从怀特的培训班和著作中撷取了穿越时空对话的图解,清楚解释了在初始故事叙说之后,如何继续进行下一个阶段的工作:支线故事的叙说。此阶段意味着来访者开始质疑并调整他对自己及问题的想法(2004b)。穿越时空的对话是一系列聚焦于特殊意义事件的提问,随着来访者的叙说,来回穿梭在不同的故事之间。提问的目的在于重现并加强故事的情节,以协助人们将之重新检视并联结至有意义的参考架构中:

只有在来回穿梭于不同的故事情节和事件并加以整合之后，合宜的故事架构才得以浮现，接下来，根据适配性原则修改情节架构……在不同事件的对话过程当中揭露其背后共同的主题和意义，并融合成一个完整的故事全貌。（Polkinghorne，1988）

人生的里程碑

怀特和其他叙事治疗师有时会将咨询的过程描述成"人生的里程碑"或"发现之旅"（Epston and White，1992；Parry and Doan，1994；McPhee and Chaffey，1999；White，2004a）。

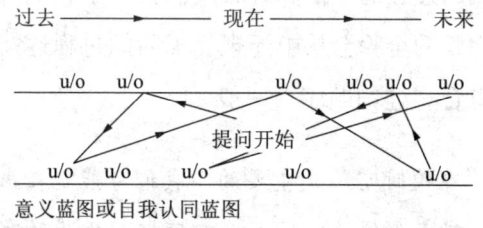

图 5.1　穿越时空的问话（u/o = 特殊意义事件）

人生里程碑的隐喻首先需代表的是"分离"阶段，人们脱离先前支配其个人生命故事、所处情境以及自我认同的主流看法。第二个阶段是"临界"或转化，相对于第一个阶段，人们觉察到新的可能，并伴随着困惑感。第三个阶段是"整合"，人们重新发现真相，这些发现通过与他人的沟通及反馈获得强化。

> 罗杰因为压力与绝望而寻求咨询，他再也无法忍受他的伴侣蒂姆不断的外遇。罗杰为此责怪自己，并认为无法在关系中满足蒂姆的需求。
> （与先前对情况的"确知"分离）
> 在回应治疗师的问话过程中，罗杰发现自己有时并未自责，并对蒂姆心存不满。他开始改变对整个情况的自责心理，了解到蒂姆在利用他的感情、弱点和忍耐力。

> （与熟悉的角色或情境分离的阶段）
>
> 了解到蒂姆的态度造成了罗杰的痛苦，也使他能够面对蒂姆的行为对他造成的影响，并决定分手。虽然他很不安，却仍能告诉蒂姆他的决定和背后的理由。
>
> （两个世界的临界）
>
> 当罗杰付诸行动时，他得到了许多朋友在精神上和实际行动上的支持。他们都了解整个过程，并强调蒂姆要为关系结束负责。这使他在开始新生活时不再孤单，不会因为伤心而后悔自己的决定。
>
> （整合或见证阶段）

人生里程碑的隐喻是改写生命故事的另一种表述，而非不同的过程。两者描述了如何协助以主流的"单薄"故事和旧方式看待自己的人们找到更有益的位置，并构筑下一步行动的跳板。

脚手架

这个隐喻通过"stories"（故事或楼层）的双关语比喻了人们最初叙说的故事如何通过提问发展出特殊意义事件。在训练班中，怀特提醒学员，生命是多层次的。他绘制了建筑草图，并将提问的过程比喻成建筑工程外围的脚手架，让人们可以在不同的楼层间移动（在此说法中，故事与楼层两个用语并无区别）。怀特描述了环绕在建筑外围的脚手架，并标示出不同的楼层。

通过治疗师的提问，人们攀爬在脚手架上，从较低的"已知、熟悉"的楼层（咨询开始时的单薄的或主流故事）到较高的楼层（新的可能），这意味着通过治疗过程开启选择、行动和观点的可能性。这样的隐喻考虑到了递归或上下起伏的变化，让治疗师与来访者在更上一层楼之前，能够先下降到较低的楼层。当他们开始攀爬上楼时，底层就被留在身后——它仍然存在，只是与来访者的距离越来越远。（引导人们攀爬脚手架的对话被称为"拉开距离的"提问。）

攀爬阶段或楼层是回应"拉开距离提问"的过程（从一楼开始往上）：

楼层
8 重要他人的见证与肯定
7 邀请来访者思考具体行动、决定和解决问题的方法
6 前面阶段所产生的思考提供了行动基础，包括评估新发现的正、负向影响
5 邀请人们思考根据先前对话所形成的自我认同，以及价值观、信念和成就
4 将特殊意义事件导入个人生命故事的主线
3 邀请人们觉察、思考特殊意义事件
2 界定并为问题命名
1 邀请人们叙说问题或主流故事

脚手架的比喻反映了怀特对于精炼理念以及语言使用的不断努力，也反映了他认为叙事治疗应包含清楚阶段定义的想法。一旦了解了这些阶段并谨记在心，我们就能带着自己的创意和自发性运用这些理念（White, 2004b）。"垂直攀登"的比喻翻转了叙事治疗的过程：由从不同路径探索，变成由低点或基础攀爬到高处的旅程。有时在更上一层楼之前会先回到较低的楼层。这比较贴近真实的治疗过程。我对这个新的比喻的兴趣远低于怀特在研讨会说明隐喻时的提问，但在本书出版前这些说明尚未公开出版。这样的提问丰富了叙说的过程。怀特运用这个隐喻整合了他近期的思想，精确地定义、说明实践工作；但我必须承认，这也让我觉得自己永远跟不上他对于叙事治疗不间断的思考和细微的修正！

整体而言，我认为脚手架的比喻可能引起更多的疑惑。对我而言，脚手架的比喻对于治疗过程的帮助，比不上怀特其他有关日常生活事件的比喻，后者较能引起适切的共鸣：协助人们检视自己的生命、展开未知的旅程、了解不确定性和留白、参与象征改变的仪式。我认为，以脚手架比喻治疗师和来访者在未完工的建筑内，借着错综复杂的管线上下攀爬，或以

不规律的速度由底层前进到高处是相当奇怪的。如果怀特不用这样的隐喻而是直接描述他的理念，反而比较能够使我信服。建筑的楼层是否能象征治疗阶段（一如"story"一词有关故事或楼层的一语双关）或支线故事？脚手架的比喻的确为治疗对话过程提供了强烈的视觉意象，但当被写下，而不是被说出时，它包含了许多不一致的以及相抵触的意象：

> 我们通过提问引导叙事治疗的对话……就像干建筑工作一般在建筑四周搭起脚手架。通过治疗提问和结构所搭的脚手架使得人们得以接触生命其他的楼层和领域。在初次接触这些楼层和领域时，它们显得很渺小，像是暴风雨大作时海中的礁石。然而，当我们通过治疗对话进一步探索支线故事或之前生命中被忽略的领域时，礁石就成为了安全的、可以维生的岛屿，接着成为群岛，进而形成安全的大陆，开启生命更多的可能。（White，2004b）

我喜欢怀特更一致的、不那么复杂的比喻，但他所有的比喻都具有特定立场。这些比喻兼具想像与创造的目的，避免假客观及学术性的权威，或治疗专业著作的语言；在对话时，对人们日常生活中的真实事件、感觉、人际关系保持敏锐的觉知。即使脚手架的比喻并不适切，它仍然优于枯燥、疏离的风格。以上的摘述混合了多种隐喻，但仍使人震撼，打开原来受限的视角，使意识更加开阔。怀特的思想、语言和隐喻互相辉映，准确而美好：

> 他们正为彼此挖洞，他们一边狂乱地扒着土，一边也害怕自己会掉进去。（2000）
>
> 有些礼物是悲剧性的，但它们仍是礼物。（2000）
>
> 治疗文化是傲慢的海……（2000）
>
> 在治疗工作中，我们会遇到不同的人……他们因适应不良而沮丧、痛苦，或者因为可怕的失败而体验到绝望和孤寂。（2004a）

文学的比喻：共同创作生命故事

治疗师通过对话协助人们改写问题故事。治疗师与来访者共同合作，较不采取主动，两者之间，何者较能发展故事？怀特对叙事治疗的文学比喻源于人们叙说的生命经验和文学作品两者的共同点，即：语言的叙说表达形式。在此比喻中，人们描述其生命经验和问题之后，可自行检核，或通过解构的治疗对话检核（White，1989；Epston and White，1992）。

文学理论家注意到，读者对作品的反应方式是在脑海中创作一个独特的故事。作者的创作不可能只有单一的"真正意义"。即使作者认为自己的作品传达的意义清晰明确，他仍无法控制读者的反应。作品引发的反应和想法不只受作者影响，还与读者自己的意见、兴趣、理解、价值、观念和经验等有关。如同文学评论家 F. R. 利维斯（F. R. Leavis）所说，不同的人阅读同样的作品，或即使是同一个人在不同时期阅读同样的作品，都将创造出不同于作者的意图和意义。读者自己所创造的意义是：你无法解读一首诗，只有当个人的心灵有重新创作的反应时，它才会存在，但可以肯定的是，这是一种心灵交会（1972）。

当我们与另一个读者讨论小说、戏剧或是诗作时，我们会发现他们的解读、观感与我们截然不同。我曾经与一位同事存在歧见，他对于文学的敏锐程度是无庸置疑的。他认为简·奥斯汀的小说《曼斯菲尔德庄园》的女主角范妮是呆板的人，而玛丽·克劳福特却真诚又有魅力。但就像利维斯所说的，不同的反应无损于文本的意义与品质，或者"所有意见具有同等效力"。进一步的共同创作是可能的。我们可以进入作者和读者第一次的共同创作，进一步共同创作得出的意义是与其他读者比较、讨论的结果——一个互相切磋、共同学习的过程。这就是利维斯所说的"心灵交会"。他简述这种交流是"正是如此，不是吗？"或"是的，但是……"（1972）我们可以仔细检视、分享彼此对"该页重点"的反应，努力达成共识。在这一点上，治疗与文学评论较为类似。

利维斯描述的文学分析或实务评论的合作、共同创作过程对于治疗有着启发性（我的替换词以括弧显示）。叙事治疗的文学隐喻立刻变得清晰。

> 我们要做的是仔细注意我们如何回应所关注的细节、联结或关系……我们所做的是仔细思索整首诗（来访者对问题的陈述）的组织结构和重点是什么，目前为止我们所了解的是什么。文学分析（治疗）不是详究被动存在的素材。当然，所谓的分析（治疗）是一种建构、创作的过程。这不只是跟随诗人（来访者）的字面意思……而是一种仔细思考的重新创作过程，我们确信其中有着超乎寻常的准确与完整。（Leavis, 1943）

利维斯并未将文学评论和讨论的过程称为"对文本的共同创作叙说"，但对我而言正是如此。通过与其他读者的对话，我们共同修正了对文本可能的反应。通过这样的共同创作，我们每一个人在阅读作品时，都会共同创作一个相当不同的文本。这是三方共同创作的结果：作者、读者以及共同参与讨论的其他读者。每个人的文本都与他人不同，而且也会与之后阅读所产生的文本不同。尽管有最后的共识和彼此修正的想法，但不存在所谓正确的、最后确定的版本。同样地，在咨询过程中与来访者共同创造的故事拓展了他对于自己生命的文本，超越他与其他人，包括亲戚、朋友、情人等共同创作的故事，因为我们超越了文化假设的影响：

> 人们的生命故事极少被彻底地建构——无论是以何种性质，无论多出乎意料。我们对于个人与关系的文化已被历史建构、被社群协商，在社会结构与机构的背景之下……当人们的生活充满断裂、矛盾、不一致造成生命的不确定；这样的断裂、矛盾、不一致促使人们主动寻求特殊的意义……因此，一想到通过持续的叙说—再叙说的经验形成论述，我们就得思考"决定论里的不确定性……"的过程。（Epston and White, 1992）

在叙事治疗中，人们通过提问可以脱离原先"决定论"的生命故事："与他人对话的能力决定人们改变的可能，通过对话历程，创造并发展对于人们有意义的真实，持续不断地了解彼此的生命、发展个人叙说，这提供了崭新且能带来力量的叙说而非有问题的故事。"（Anderson，1997，quoting Shotter，1991）

通过细节拓展特殊意义事件，可以带出新的意义，不只是回想，而是要使它"回荡得比旧想法还久"（White，1989）。特殊意义事件被发掘，直到永久可见，而且，放大之后，便可检视事件对于来访者的意义。接着通过提问，与其他已经解构的特殊意义事件联结，支线故事就逐渐成形。这就是共同创作的叙说，我相信，这是我在进行治疗时所做的。尽管有时来访者忘了对话的细节，他也会感谢我愿意聆听。

对我而言，过去受到的文学批评的训练以及身为英文教师的经验使我对这个隐喻更能产生共鸣。当时，我通过检视作品当中的细节，协助学生们提高对诗和小说的赏析能力。我们必须彻底检视每行诗句或甚至每个单一意象，以及它们与其他诗句的关系。之后，在读诗时，会更加不同，更加完整，也许会带来更大的满足。实际的文本因此而产生变化；对于细节的探索丰厚了对于诗作整体的回应。当我投入探究人们生命故事中特殊意义事件的细节时，这使我对于他们经验的理解变得更不同、更彻底、更丰富。我对他们故事的反应也丰富了故事。对来访者来说，这样的经验改变了他们的生命故事与记忆的网络，自我认同也产生了变化。

当我与人们共同丰厚生命故事时，我尝试让对方扮演主要创作者。但在治疗过程中，生命故事的叙说不能由来访者单独完成。治疗师的每一个眼神、字句、行动都影响着叙说过程。无声的点头传达着"是，这很重要"的含义，创作出对于这个故事片段的强调。即使是治疗师不作任何反应，也暗示着："你还没有说出值得我反应的故事。"当我看到一个人在表示确信不断外遇的丈夫仍爱着她，同时又产生了一丝犹豫，那么此时我的任何一个反应都会具有影响力：如果我保持中立或是没有反应，我是在请她忽略刚刚所说的话；如果我的回应是"我相信你"，这是在忽略它本质上的矛盾；如果我看起来有些困惑，我的讯息是："你说的是真的吗？"我在暗示着："你要不要再想想刚刚所说的？"

相信梦具有意义的治疗师会询问关于梦的问题，对来访者而言，梦就变得较为重要——梦境会被记得、被思考，并成为叙说的一部分。如果治疗师相信问题是非理性思考造成的，咨询的方向就会朝向增加来访者对于自己认知思考过程敏感度的方面发展。鼓励来访者留意感觉的治疗师会听到更多与情绪而非思考历程有关的故事："令我们感兴趣的是，心理问题常随着治疗师的词汇和叙述而产生变化。"（Anderson and Goolishian, 1988）这段时间以来，我告诉自己，许多求助的人活在"单薄的生命故事中"或"陷入主流文化的支配"。许多年前，我认为多数来访者"未与真实的自己接触"或是"否认他们的感受"。现在，来访者与我共同创作的故事常体现了社会建构论和后结构主义的观点。我的治疗假设不可能对于来访者的故事毫无影响；我的责任是对此保持觉察，并使我的立场透明化，同时尊重来访者持有不同观点的权利。

我将我的理念、想法、价值、立场带入咨询室。对我而言，保持觉察远比相信自己的"客观中立"或相信我的理念更有益于人们要来得重要。我的假设受到我的生命经验、阅读、思考、朋友、专业训练等多重因素的影响，并塑造了现在的我；也使我在此刻成为一个心理治疗师。以我为例，身为中产阶级的白人男性，我对人们、对世界的看法受到许多隐微的因素影响。例如，我的政治立场是左派自由观点，因此，我不会引导人们思考左派自由观点对其问题所造成的危害；同样的，我也相信思考种族主义、性别刻板印象和权力议题将为人们带来助益。我必须使提问浅显易懂，保持意图的透明，而不是卖弄聪明或专家知识；我会向人们解释问题的意图；我会检核人们是否能接受这些；我一定会让人们知道他们有权力选择回答与否。我会以灵活、尊重的态度进行对话，对于人们的经验、想法和意义创造的过程保持真诚的兴趣。吊诡的是，我必然要运用我在咨询过程中的权力位置进行对话，以去除我对于来访者的权力。

改写主流故事

以下是我在实践工作中的案例,特殊意义事件在"一闪而逝之前被捕捉到"(White,1997a),通过问话,引起来访者的充分注意,并思考其重要性,再将其融入其过去、现在与未来的生命故事。以下的对话出自咨询记录,我尝试重现其内容和语调,但省略了惯用语、重复以及与主题暂时无关的部分。我为来访者取名为"乔尔"。

> 乔尔是个28岁的技师,有好几年的时间在东亚工作,薪水优厚,大部分都寄给在英国独自抚养两个小孩的太太。不像其他的驻外人员,他坚持抗拒性的诱惑。在他回国后,妻子毫无预兆地提出离婚的要求,因为她遇到另一个真心相爱的男人。乔尔曾因此患上严重抑郁并濒临自杀边缘,但他渐有起色,接受了治疗并与另一个女人莎拉共谱恋曲。在遇到乔尔的前一年,莎拉离开了对她施暴的男友。乔尔发现他很难维持有规律的工作,部分是因为反复的抑郁症状影响了他的信心和活力,使他常常请假。开始咨询之后,前面两次他谈论着与新恋情无关的压力,但在第三次会谈时,他开始谈起了这个议题。他们在莎拉的房子里共同生活,并由她负担大部分的开销。虽然莎拉并不在意,但乔尔担心莎拉会看不起他,并且很快结束这段关系。他很害怕虽然莎拉一再保证,但其实她在隐藏真正的想法。
>
> 1. 乔　尔:她很快就会受不了我了。我只是活在她的同情里。我一点用都没有。
> 2. 治疗师:她对这样的情况有什么说法?
> 3. 乔　尔:我试着要去工作,但她批评我,说我只要负担10%的开销,剩下的都由她负责。所以,她恨我。10%对90%。我不过是个吃软饭的家伙。

4. 治疗师：当她提到你负担10%而她负担90%的开销时，她是怎么说的？

5. 乔　尔：我想……好吧……她说没关系。她说我很努力要找工作，但现在我只有失业救济金而已，但她有工作，所以她可以多负担一些。

6. 治疗师：回想一下她的说法。她是在批评你，还是她想要让你安心？

7. 乔　尔：她想让我安心……她试着让我安心，但我没办法安心。她痛恨现在的状况，但却假装一切没事。我不像男人，是吧？我的生活一团糟，但我不知道该怎么办……（提到其他的问题）……我所能给莎拉的只有一堆麻烦。我很迷惘。除了昨晚和今早的聊天，我什么都没做，却一直觉得很累。如果她说我们之间完了，我就什么都没有了。我常想，莎拉没有我会不会比较好。所有人没有我都会比较好。（低声啜泣）

8. 治疗师：（等待乔尔恢复平静）昨晚和今早的聊天，是什么意思？

9. 乔　尔：哦，莎拉和我常在床上聊到清晨。

10. 治疗师：聊天……

11. 乔　尔：听起来很荒谬。我们聊生命的意义、珍爱的事物、生活是什么，等等。她让我想了很多。

12. 治疗师：如果你愿意告诉我的话，我想要多听一些关于你们聊天的事，会不会太隐私？

13. 乔　尔：不，没关系。我们常常这样，很晚睡，然后开始聊天，天南地北无所不聊。她很虔诚，不是指宗教，而是很认真地看待生命的意义。我们在床上聊天。白天也会聊，但大部分是关于一些生活实际层面的事以及我该要做什么……（各种不同的问题）我们在床上聊的很不一样。

14. 治疗师：你们两个和前任伴侣会这样聊吗？
15. 乔　尔：（苦笑）没有。她之前也没有。她的前男友一直打她，直到分手。我的前妻也不在意这样的话题。
16. 治疗师：如果莎拉现在在这个房间里，我问她为什么愿意和你在深夜畅谈人生的意义，你猜她会怎么说？
17. 乔　尔：什么？
18. 治疗师：如果我问莎拉她为什么愿意和你讨论生命，你有什么样的特质让她愿意这样做，她会怎么说？她会怎么说你？
19. 乔　尔：我想她会说我对事物充满兴趣。
20. 治疗师：事物？
21. 乔　尔：比如生命的意义之类的事。
22. 治疗师：她会怎么形容你？跟前男友相较，你有什么不同，让她愿意这样跟你对话？
23. 乔　尔：（一阵思考）她会说我很体贴……甚至敏锐……
24. 治疗师：她还会怎么形容你？通过白天和夜晚的聊天，她在你身上看到了什么特质？是什么让她爱上你？你给了她什么？你为她的生命带来什么不同的影响？
25. 乔　尔：真是一针见血。
26. 治疗师：我知道，这是为什么我会问这些问题。
27. 乔　尔：（微笑，陷入沉思）我很体贴。我真的关心她，她也看得出我很爱我们的孩子。我很诚实，她知道她可以相信我言行一致，我绝不会欺骗她。她知道我真的关心她，我也绝不愿意伤害她。这是她在之前的关系里没有体验过的。事实上她也这么对我说过。
28. 治疗师：她是个诚实的人，还是个不诚实的人？
29. 乔　尔：（惊讶）她绝对诚实。

30. 治疗师：所以你可以相信她。如果我没了解错的话，你给了她心理上的安全感？

31. 乔　尔：是的……

32. 治疗师：……她也发现了你内在的一些特质，比如诚实、富有同情心、敏感和对生命抱持开放的态度？

33. 乔　尔：是的。

34. 治疗师：……她喜欢你的这些特质？

35. 乔　尔：是的。

36. 治疗师：这样的特质在男人身上常见吗？

37. 乔　尔：很少见。

38. 治疗师：还有哪些事可以证明她在你身上看见了这些特质？

39. 乔　尔：她知道我很爱我的小孩。

40. 治疗师：她是怎么知道的？

41. 乔　尔：（细谈他和孩子的关系）

42. 治疗师：当你出国时怎么办？

43. 乔　尔：那时我还不认识她。

44. 治疗师：我的意思是，当其他同事都去寻花问柳的时候，你会怎么跟她说，你是什么样的人？

45. 乔　尔：……我没有这么做，我忠于我的妻子……大部分男人都尽量风流，他们常说我太懦弱。

46. 治疗师：莎拉知道这件事吗？你因为与同伴有着不同的价值观而坚持自己的想法？

47. 乔　尔：她知道，我说过。

48. 治疗师：莎拉在她的前男友身上也可以找到同样的特质吗？

49. 乔　尔：至少前一任不行，他是个混蛋。他到处风流，还打她。

50. 治疗师：对于一个可以这样改变女人生命的男人，你会怎么说？

51. 乔　尔：我是不一样的男人。我已经很不同了，她也因为这些不同而爱我。

52. 治疗师：我脑海浮现出了一个画面，你们两个人躺在床上互相依偎，窗外的光线渐渐暗去。你们两人安静地谈心，讨论着生命和人类存在这类重要的话题。世界变得安静，星星一颗接一颗出现。我想这个画面会在我的脑海停留很久。

53. 乔　尔：（点头，低头沉思了一会儿，平静地看着我）是的。

以上段落摘录自真实的咨询对话。开始时，我试着引导乔尔思考莎拉对于他们分担开销的态度（1—6）。他对莎拉的态度有着强烈的先入为主的想法，以至于他认为她隐藏了自己真正的感受，只为让他安心。这个主流故事太强大，以至于难以改写。他可能是对的，据我所知，莎拉可能真的不满于他的无所事事，只是出于善意要让他安心。在对话5中，他引述莎拉的话，说就他的状况而言，分担比例是可接受的，这无法形成特殊意义事件。这对乔尔没有意义，所以我不再深入。相反地，我选择了第7个对话中的背景信息作为线索。他第一次在咨询过程中提到他在深夜、清晨会与莎拉聊天。这段话引起了我的好奇，但也可能是误导。他们可能谈的是财务问题，或者争执他的失业问题。借由试探性的问话（8、10）我请他多作说明。有关说明从第11段开始，并在第13段充分表达。显而易见，这不是无聊琐碎的讨论，而是两个契合的心灵在讨论重要的人生话题。这样的对话与莎拉对灵性成长的兴趣有关，她可以与他分享，而乔尔以尊重回报。这样的线索指向了特殊意义事件，我的提问使得乔尔从自责的恶性循环转化至全然不同的故事线。"深夜与清晨讨论"这个话题促使乔尔从莎拉的角度，以全然不同的观点来看待自己。

在对话14中，我问了一个有关过去的行动蓝图的问题，这个问题引导乔尔将伴侣关系的过去与现在联结，而非分别来看待，这样的角度与乔尔之前因两人在财务能力上的差异产生的观感形成了反差。乔尔的回应（15）延续了伴侣关系的过去与现在行动蓝图的差异，以及他们各自在前段伴侣关系中不同的经验。在对话 16 中，我进一步推向意义蓝图，延续着乔尔对于莎拉观感的主观认知。在此，我的问话很奇怪，但它引导了乔尔讲述一个与自责的主流故事全然不同的故事——事实上，我借着莎拉对他的看法挑战他对自己的看法。一开始他无法了解这个问题，所以我又更直接地复述了一次（18）。一开始他不知如何回应，也回答得太空泛，所以我再一次重述我的问话（19—22）。从那时起，他逐渐能通过莎拉的眼睛看自己了，了解了掩盖于主流故事之下的自我认同（23—35）。在对话 37—51 中，我延伸了意义蓝图的提问。我问了一个外化或是权力解构的问题。引导他思考当看到其他男性的行为与态度时，他如何定义自己（36、46、50）。这并非抽象的提问，而是基于他真实的生活经验，比如莎拉作为其伴侣的觉察。所有问题都围绕着特殊意义事件，整合意义蓝图和行动蓝图，联结过去与现在，是为了突显、丰厚他与其他男人采取不同想法和行动的觉察。事实上，他对于莎拉的生活和幸福已有独特的贡献。我不需要去强调"何者为重？是幸福还是财务责任的均分？"而是鼓励他讲述新的故事，结合过去与现在的行动、意义和认同。在对话 52 的意象摘述中，我呼应了怀特在讨论灵性时提到的"日常生活的主显节"（White，1997a）——怀特引述了兼具诗人、小说家身份的戴维·马洛夫（David Malouf）所说的"每日存在的小神圣"（White，1996）。乔尔和莎拉在床上讨论生命意义直至清晨的画面，就是发掘特殊意义事件的所在。这种"主显节"是对我们有着重要意义的时刻，虽然没有戏剧化的效果，平淡无奇，但却是奇迹存在的时刻。就如华兹华斯（1798）所写的：

一个好人生命中最好的部分，
在于出自他微小、匿名、不为人知的
仁慈与爱心
所展现的行动

借由重现过去与现在，我清楚地看见乔尔和莎拉在深夜对于生命意义的讨论，我给乔尔提供了一个视觉和情感的影像，使其融入他的生命故事，并提醒他在莎拉眼中的模样。我细致地描绘，使得这样重要、亲密的时刻，不至于成为华兹华斯笔下"不为人知的行动"，而能成为他重要的支线故事，进而使他看重自己。

小　　结

在叙事治疗中，治疗师以尊重的态度提问，成为治疗对话的一部分，并且展现了对于人们经验的真诚兴趣。这样的提问促使人们思考过去、现在及可预见的未来，借由提问发掘的特殊意义事件联结成有意义的主题，成为生命故事中重要的支线故事。通过敏锐和系统化的问话方式，可探索特殊意义事件，并将其融入人们的自我认同。经由提问详加检视主流文化所形成的假设如何加重人们的问题，米歇尔·怀特对此过程发展出不同的隐喻，有助于对实践工作的理解与指引。

第六章 治疗文件

传统咨询通常是1个小时的谈话性治疗,两次咨询之间除了事务性的连络外,并没有沟通性的接触。在咨询室中的认识或发现通常随着离开而被遗忘或扭曲。咨询的重点在于改变,我们可能过分重视咨询师所扮演的角色,而忽略来访者寻求咨询的主动性与成绩。

有许多方法可以超越这样的限制。在问题解决取向的个体或家庭治疗中,治疗师会布置家庭作业以延长治疗效果,小至注意重要小改变的建议,大至以不同的方式与人互动或思考。但当我采用焦点疗法时,安排家庭作业通常效果不佳。人们会忘记完成或弄错作业内容(虽然通常会比我原来的建议对他们更有帮助),或是把我的建议当成命令。有时,我仍规划会面之间的家庭作业,特别是针对伴侣治疗,但我认为撰写治疗文件仍是可将治疗效果延伸至来访者真实生活的较有效和可被接受的方式,并可在咨询结束后持续显现治疗效果。通过对话而丰厚了的生命故事可能在惯性思考下消逝,生命故事的叙说版本也可能再次向最初的问题故事靠拢,此时,能够长久保存的摘要、备忘、证书和记录可以协助来访者记得刚发掘的支线故事。治疗文件的种类繁多,包括信件、声明、证书、电子邮件、创意书写、录像、录音、绘画、照片等。治疗文件是叙事治疗的核心理念,并且持续受到重视(White and Epston, 1990; White, 1995a; Simblett, 1997; Madigan, 1998; White, 2000; Fox, 2003; Behan, 2003; Speedy, 2004a, 2004b; Smith, 2005)。

案 例

强化信

比尔,28岁,认为自己是失败者,对未来忧心忡忡。他在大一上学期就因为压力和人际孤立而休学，回家与父母一起生活。他在当地大学完成了管理课程，应征成为储备干部，待遇不错，并很快升迁。但在 3 年之后，他再次因为急性压力反应复发而辞职。他又搬回家与父母同住，他们建议他寻求咨询。以下这封信是我在第一次咨询结束之后寄给他的，因为他并未继续接受治疗。

亲爱的比尔：

在今天的交谈后，我有一些想法。

我对你打电话来预约咨询之后心情急剧的起伏变化以及你辞职以换取平静愉快的决心印象深刻。我想，你知道什么对自己最好，并且能够采取行动改善自己的情况，即使这意味着自我怀疑甚或暂时的挫败感。我在工作中遇到的许多人受到社会上主流"不屈不挠"、"努力不懈"或"扛起责任"的想法影响。虽然这样的想法常受到推崇，但并不适用于所有的情况；有时休息是为了走更长远的路。毕竟，你之前大学休学就是因为不快乐、压力大，在几年之后，你觉得好了，也就去修了学分课程，你的生命以你认为重要的事为中心，如音乐创作、友谊及爱情。如果继续困在大学里，你可能会因压力而病情加重。从你口中，我知道你担心自己这样的休息会不会成为一种习惯，你也担心压力和焦虑会将你击垮。如果你决定继续前来咨询，我们可以一起看看这个部分，也许可以找出反制这两个试图破坏生活的敌人的策略。

我喜欢你看待我提出的某些理念的方式，然后直接响应我说"不，不是这样的"。（例如你指出工作本身并未超过你的能力范围，但不能让你感到愉快的工作环境却会造成压力。）咨询在人们能够坚持理念而不盲从治疗师的想法时，会特别有效。

如果你需要，欢迎你随时打电话来预约会谈时间。如果不再继续进行治疗，我也祝福你一切顺利。

诚挚的马丁

咨询结业证明

这是我在与因为创伤压力症候群而前来求助的 13 岁的唐娜结束咨询谈话时,送给她的证书。她的咨询过程将在本章稍后说明。如同证书上所记载的,文件呼应了怀特关于外化的主张,意即叙事治疗可以"使人们内心自由,以更轻松、更有效、更不具压力的方式面对严重的问题"(1989)。然而,在有些情况下,使用更直接、严肃、明确的形式和语气是适宜的。

英裔澳籍人士　打击创伤学会

* * *

兹证明

唐娜 · 理查德森

已成功发展出策略

击败反复入侵性回忆

这个损友

学会寻求快乐回忆、挚友和乐观积极的资源

寻求这些真正的朋友的帮助

并因此

远离过度焦虑

重新学习更充实、愉快的生活

日期:1994 年 11 月 11 日

签名:马丁 · 佩恩

(英裔澳籍人士　打击创伤学会英国代表)

关于重新叙说的治疗文件

治疗文件出现的时机是很重要的,文件的固定性传达出终结、确定的特性,这会封闭进一步探索和思考的可能。我通常会在治疗对话有助于来访者觉察并以更丰富、有益的方式描述生命经验时引进治疗文件。在此阶段,具体的文书而非口语的形式能为接下来试图解构主流故事的对话预热。我也会在人们能够暂时抽离主流故事的影响时,引进治疗文件作为帮助他保存新故事的标记。

我得抗拒过早使用治疗文件作为"正向肯定"的诱惑。太快、太决然的探索速度和标记进展、成就,会让来访者觉得不切实际。叙事治疗(包括治疗文件)都不是恭维的鼓励或自上而下的保证。怀特与艾普斯顿提醒我们,治疗师应跟随来访者的节奏,甚至要慢一步:

> 对经历挫折的人们而言,要他们正向思考生命经验、保持热情会削弱其力量。在这样的情况下,他会觉得在真实生命体验中,自己的知觉与旁人眼中的自己有极大的落差。他会发现旁人眼中的自己远超过自己的实际感受,而加重挫折感,甚至觉得自己是失败者……觉得人们并没有错……治疗师必须保持谨慎的态度,避免脱离人们的步调。(1990)

在唐娜结束咨询前,很清楚地表示自己已经克服了这个危机事件,于是我写了封祝贺信,她的结束咨询证书如上。我将她的成功应对经验视为特殊意义事件,让我的信件强化她故事中被贬低的部分。幸运的是,在接受证书时,她有足够的勇气承认自己并未说出真相——事实上她觉得害怕,而且觉得自己退步了。她的掩饰是为了安慰同在咨询室中的父母。我怀疑自己在误判下送给她的证书加大了她的压力。从这个错误中,我学习到治疗文件必须由来访者与咨询师共同创造。它必须融合特殊意义事件而不只是捕风捉影。我的信件出自于我对她处境的误解。如果治疗文件无法让她修正之前的叙说，治疗就可能更加虚假，并使她更加压抑。

解构权力关系的治疗文件

治疗文件包含政治意图。它挑战了来自于他人、家庭、同事、专业人士、文化、社会等未经觉察便强加于个人的假设和观念。具有权力地位的治疗师所撰写的治疗文件可以具体记录人们的想法、信念、感受，平衡并抵制主流价值对于个人的削弱和物化。这种"正式文件"包括未受认可的、无形的文书或计算机文件，比如个案记录或医疗记录等（White and Epston，1990）。来访者未必能够看到这些记录，甚至不知道它们的存在。如果这是官方记录，可能来访者也未必能够得到授权以阅读。

咨询专业也是具有"秘密档案"的职业。《咨询》（Counselling）期刊曾探讨记录保留期间的伦理和法律相关议题，却从未提到谁有权拥有这些记录（来访者，咨询师，还是两者共有），也未曾提到让来访者阅读记录、拥有正本或复印件（Easton and Plant，1998）。其中一篇关于转诊介绍的文献提到"转诊介绍信必须得到来访者的认可"。但接着又有所保留："好的治疗，在适当的情况下，会与来访者共同讨论转诊介绍信，并且提供复印件留做记录。"（Warren-Holland，1998，emphasis added）怀特描述，他最优先的伦理考虑是交付一份治疗记录和文件的副本给来访者（1995a）：

> 这样的实践有别于正式记录的处理方式，而与非传统的治疗文件有关。正式记录只限于专家阅读，并在专业群体之间流传。正式记录是"排外的仪式"，而非传统的治疗文件中含有庆贺的成份，比较像是布莱恩（Bryan，1982）所说的"纳入的仪式"。非传统治疗文件的庆贺可以有各种不同的形式，如奖品、证书等。（White and Epston，1990）

怀特和艾普斯顿也区别了保密性正式文件和公开、祝贺性质的文件，如证书、奖状等肯定成就的形式。叙事治疗在此社会传统下灵活运用治疗文件，在家庭成员、同事和群体的见证下，达到庆贺、肯定成就的目的。之前担任教师时，我看到学生因为学业成绩得不到肯定，失去信心而离开学校。一旦表现获得肯定之后，他们又再次重燃信心。证书代表着他们珍贵的成绩，他们会骄傲、开心地跟朋友、亲人分享，有时还会将证书加框收藏。

儿童的治疗文件

在怀特和艾普斯顿的著作中，最动人的部分是他们进行儿童和家庭咨询的故事。在此过程中，治疗文件的运用是很重要的——事实上这样的概念是从与儿童的治疗工作中发展出来的（White，2000）。儿童对于文件相当重视。与成人共同创作或由成人颁发的文件，将为他们带来力量。最后颁发的奖状也可以是一个纪念。在《驯服恐惧与怪兽：贴近小孩的恐惧》(*Fear busting and monster taming: an approach to the fears of young children*) 一文中，怀特描述了他如何鼓励父母亲举行仪式以协助孩子克服对于夜晚的恐惧。绘画、照片、笔记、证书都是很重要的部分：

> 父母会有一本标记为"捕捉与驯服怪兽和虫虫的相册"，或是"驯服恐惧相册"，帮小孩拍照……为驯服怪兽预作准备，并且在小孩的生活中有任何不恐惧的事情发生时，就拍照留念……我通常会给小朋友看别人的"驯服怪物和虫虫证书"或"克服恐惧奖章"，这对他们而言会是一个莫大的激励，因此他们会想要努力尝试，因为他们的亲戚、朋友或班上同学都没有这种奖章或证书。(1989)

马克，6岁，在一次咨询之后就克服了他的恐惧：

在两个礼拜之后的下一次见面时，马克满脸笑容，他的妈妈看起来轻松而愉快。马克带着他的"怪兽箱"和"驯服恐惧相册"，里面详细记载着他如何捕捉并驯服了他的恐惧……我们一起浏览了驯服恐惧相册，并且颁奖给马克。在后续的随访中，他再也不害怕了，他看来无忧无虑。他妈妈说，他症状不再复发，更有自信，两个人也都更快乐了！（White，1989）

1987年，艾普斯顿与4位同事发表了海顿动人的治疗故事。海顿是一个患有末期癌症的毛利族男孩（Epston，1989）。治疗从海顿10岁时开始，直到4年后他去世。在此过程中，治疗文件扮演了重要的角色。艾普斯顿将他们对话的摘要寄给海顿，海顿也会回信。在他的同意下，他们还将某次讨论海顿偷窃行为的家庭对话摘要寄给了他的父母。海顿的父母准备了"诚实表"，放在他的床头，标记他所通过的秘密"诚实测验"。海顿写信告诉艾普斯顿自己成功通过测验的事。文章的末尾，是艾普斯顿在海顿去世后写给社工和海顿妈妈的信件。通过这样的方式，他将治疗范围延伸至与海顿亲近的人，并与其分享了彼此见证海顿的生命与死亡过程的体验。

应用于母女的叙事治疗文件

身为咨询师，而非家庭治疗师，我很少进行儿童治疗，但当我有机会时，治疗文件是不可或缺的。

凯莉，9岁，在医生的建议下，与妈妈辛西娅一起前来咨询。辛西娅忧虑凯莉行为叛逆、粗鲁并常有攻击性。她会对妈妈吼叫，忤逆，甚至在公众场合也不例外。她拒绝做简单的家务，比如铺床，她会毫无理由地对弟弟吼叫，甚至拳打脚踢。她在半夜醒来，在房子里制造噪声吵醒全家。有时辛西娅怀疑，是家里的环境让她这么顽皮，因此付出更多耐心，并容忍她的行为。但不知为何，所有的管教都没有任何效果。

凯莉安静地坐着听妈妈的描述，我问她是否同意妈妈所说的，她点点头。我当时因为感冒听力受损（我还戴了助听器），于是我对凯莉解释我的状况，并请她说话清楚些。我也吃了润喉糖润喉，当然也请他们母女各吃一颗，两人都说谢谢。我表达了我的高兴和惊喜：凯莉很有礼貌。根据她妈妈的描述，我原本预期她会有不同的回应。我们都笑了。我接着告诉凯莉，我从未遇过顽皮的小孩。她惊讶吗？"是啊！"她很清楚地回答。我马上感谢她对我听力的问题所表现的体贴，不是所有的小孩都能记得我的请求，保持说话清晰。凯莉证实了我从未遇过顽皮小孩的说法是对的。我的确碰过行为偶尔会变得顽皮的小孩，但这并不代表他们是顽皮的小孩。这么说对吗？她同不同意自己有时表现不好，但通常并非如此？所以她不是顽皮的小孩，只是偶尔被坏脾气控制而做出别人难以接受的行为的孩子。她点头同意。

问题故事被充分叙说，接下来的两个特殊意义事件也引起了凯莉和辛西娅的关注。我们为问题命名并外化。在此过程中，我们共同创造了友善的、没有批判的氛围。有了这样好的开始，凯莉希望家里也有这样的气氛。在第5次咨询之后，改变发生了，而辛西娅也给出了正向反馈。

很幸运，凯莉和辛西娅有两个帮手。一个是凯莉的外婆，她愿意陪凯莉，并且在辛西娅必须工作时，陪同凯莉前来咨询。她疼爱凯莉却绝不溺爱，对凯莉有着很好的影响。另一个帮手是泰迪熊亚瑟，它与这家人同住，并且是凯莉很重要的密友。

在一个适当的时机，我着手撰写治疗文件，模板如下。由于亚瑟也扮演着重要的角色，所以它也得到了一张证书。最后一份文件是由凯莉的医生经由一个小小的仪式签名并见证的。这4份文件见证了几周以来，凯莉是如何改善她令人难以接受的行为的。

凯莉·威廉姆斯

和

辛西娅·威廉姆斯

我们同意：

1. 我们想让生活快乐、充满爱，而不是暴躁、不快乐。
2. 我们了解这会是困难的，但我们要慢慢实现。
3. 我们会从以下几点开始：

    (a) 凯莉会把睡衣收好，而不是丢在地上。

    (b) 除非凯莉没收好睡衣，否则辛西娅不可以打扰凯莉看电视。

    (c) 如果凯莉需要提醒，辛西娅会平静、有礼地提醒，而不是生气、不愉快地告诉她。

    (d) 凯莉在看电视时会抽空尽快做好，不可以生气或乱发脾气。

4. 如果任何一个人忘记做到以上的协议，另一个人就要有礼貌、亲切地提醒，不可以生气或乱发脾气。
5. 被提醒的人要接受、道歉，不可以生气或乱发脾气。

签名：_____

凯莉·威廉姆斯

_____

辛西娅·威廉姆斯

日期：2003 年　 月　 日

（泰迪熊分部）

兹证明

阿瑟熊

经协会指定为

治疗师助理

他被授权通过以下方式协助他的主人兼朋友

凯莉·威廉姆斯

克服坏脾气的习惯

- 陪同前来治疗，并说明他看到的凯莉在克服坏脾气习惯上的进步。

- 随时提供拥抱和轻抚，让凯莉知道自己不是一个坏小孩，只是偶尔受到坏脾气的影响。

- 当凯莉偶尔需要用"捶打"的方式摆脱坏脾气的控制时，要愉快地挨打。

- 成为凯莉钟爱的伙伴，绝不批评或责怪她。

签名：_____

　　　马丁·佩恩，协会秘书

日期：2003 年　　月　　日

兹证明

凯莉·威廉姆斯

通过本会

通过自己的努力及家人和泰迪熊的帮助,她已经能够:

• 经常自己整理床铺,而不是在被提醒时,被坏脾气控制;

• 成功反击坏脾气要她因为弟弟索尔在商店里无理取闹而生气的企图;

• 有更多的时间温文有礼地对待索尔;

• 不允许坏脾气让她像从前一样对母亲大声咆哮。

做得好,凯莉

签 名:_____
　　　马丁·佩恩,控制脾气协会诺威奇分会秘书

见证人:_____
日　期:2003 年　月　日

兹证明

通过本会

通过持续不断的努力,她学会了:

- 更快乐
- 与别人好好相处
- 了解自己所犯的过错
- 真诚地道歉

　　　凯莉已大致学会控制坏脾气,让自己和家人更快乐。

做得太好了,凯莉

签　名:_____
马丁·佩恩,控制脾气协会诺威奇分会秘书

见证人:_____
理查德·威勒医生
日　期:2003年　月　日

给青少年的治疗文件

以下的案例说明如何应用治疗文件，读者也可思考如何运用其他叙事治疗技巧。

> 唐娜，13岁，被诊断患有"创伤后压力综合征"。18个月以前，唐娜搭乘父亲的汽车，因为另一辆车的司机的失误，他们的车失控撞毁。唐娜受重伤，脖子上留下了不明显的疤痕。她父亲有生命危险，住院观察了很长一段时间，目前仍需追踪治疗。18个月以来，唐娜从未告诉任何人她在事故后的心理压力。最后，一位朋友告诉唐娜的父母她看到唐娜的改变，事情才逐渐浮上台面。

我想，在治疗前寄一封信可能会有所帮助。唐娜经历了极大的创伤，有恐惧的反应，并绝口不提。现在秘密浮上台面，她被转诊介绍给一个"治疗师"接受"治疗"。紧张、害怕再次经历事件是相当自然的反应。这是一封治疗开始前的治疗文件。这是一封可以反复阅读的信件，是我尝试与她接触的开始，肯定她能前来接受治疗，以友善、轻松的态度，不着痕迹地运用叙事治疗的理念来概念化她的问题：

> 亲爱的唐娜：
> 　　我和你的父母约好下周三傍晚邀请你来我这里。我猜你可能会想要知道我们会一起做什么。
> 　　基本上，是请你谈谈车祸给你带来的压力，并且帮助你克服这段不愉快的记忆，使你再次觉得安全。此外我可能还会在你觉得可以接受的时候，请你在家画画或是写作。（虽然我曾经是英文老师，但我不会对

> 你的文章打分数或是纠正错误！）讨厌的事件通常在事后会给人们带来影响，可能会让人害怕，但这是很正常的，接受治疗可以帮助你打败这些不愉快的想法和回忆。
>
> 　　期待我们的见面。
>
> 诚挚的马丁·佩恩

　　在第一次咨询中，唐娜告诉我，她被车祸的记忆支配着，包括生理、情绪反应和瞬间重现的体验；睡眠干扰；害怕与事件相关的对象，比如警车的闪灯；即使父亲只在一墙之隔，她也极度焦虑于父亲的安全；易怒、难以专注、对之前喜欢的休闲活动失去兴趣；害怕外出；不断想起车祸的细节。唐娜不愿告诉父母这些反应她害怕这会让他们担心，当时她的父亲仍在缓慢地从受伤中恢复。她愈是隐瞒，情况就愈是糟糕，她也愈是害怕与人讨论。她学业退步，暴躁易怒，疲惫昏睡。我先恭喜唐娜面对这些压力有能力筑起一道防火墙保护她的父母和自己的生活。但那道墙是不是把自己给困住了？唐娜点头同意。

　　哪些症状最让她痛苦呢？她回答是侵入性的回忆、想法和瞬间重现的体验。我问她是否与任何人谈过这些症状，她回答没有。接着我引导她思考，当人们愈熟悉某些事物时，是不是就愈不容易害怕？她同意这种说法。她是否同意担心某件事情时，在脑海一再重演会有助于她应对？是的，听起来很合理。于是我提示她，创伤后的反应可能是有益的——是想帮助她熟悉这样的体验，以减少压力。问题是，这个意外实在太可怕了，导致她判断错误，重复的影像不但没有帮助她熟悉、减少恐惧，反而产生了反效果。我询问她是不是有这样的可能时，她同意了。

　　伊冯·多兰（Yvonne Dolan）以另一种表述探讨创伤后反应："瞬间重现可被视为潜意识尝试通过重复使经验脱敏化；然而，脱敏的尝试……很少成功。相反地，经历创伤的人们需要来自外界的帮助和支持，无法只依赖内在资源。"（1991）

　　我询问，在创伤的压力来临时，有没有有任何"例外"、较快乐的想法可以使她忘记讨厌的意象。她想不起来，于是我又问她有没有与危险、恐惧相反的任何影像可以使她想起快乐的事，带来安全感？她开始振作起来，提到学校办的意大利之旅，她与朋友都非常开心，还有某天傍晚开心的家庭聚会。我表现出对这些事件细节的兴趣，引导她仔细描述。意大利之旅特别令她感到快乐，她记得，曾经有较长一段时间自己都没有想到可怕的回忆。

看起来可怕的回忆不敌友情的力量和家人之爱，也许这正是反击之道。通过有意识地增强快乐的回忆，就能够压缩坏记忆的生存空间。我可能是错的，但何不实验看看呢？我问她是否有意大利之旅的照片。她回答有。于是，我决定请她的父亲把其中3张最能代表快乐回忆的照片放大。唐娜可以清理出房间的墙壁，放上一面很大的布告栏，把旅行的照片贴在里面，每天晚上睡前专注地看着这些照片，重温这些快乐的回忆，赶走坏的记忆。她可以写一小段关于那天傍晚家庭聚会的文字，尽可能生动地描述当时的场景。任何时候，当她发觉坏的记忆消失时，即使时间很短，也可以记录在布告栏上。唐娜似乎很喜欢这样的提议，她的父亲也协助她将之付诸实行。我同时建议，可以选择一个小物件作为"护身符"，随时陪伴她。如果不愉快的记忆和想法再次入侵时，她可以握紧这个物件，得到力量驱逐这些想法和记忆（Dolan，1991）。

在两周后的第二次咨询中，唐娜说她已经做好布告栏，而且很喜欢看自己的作品。她随身携带着一个祖父送她的小小的、可爱的玩具狗作为护身符。有一次，她发现那些入侵的想法比平常消失得还要快。她也发现自己找到了一些方法使自己在学业上不受这些想法的干扰。这次，她没有浪费精力去对抗它们，而是停下来休息一下，然后再专心于课业。然而，尽管周遭的朋友都能够体谅包容，她仍然发现自己暴躁易怒。我回答，也许这些入侵的想法就像损友，他们似乎想借着不断重复出现来帮助她适应，结果却成为一种折磨。对这些损友，她想要采取什么样的行动呢？她是否曾经面对过这样的情况？她说："有。"她不会去修复这样的友谊，而是会去结交新的朋友。一旦这些损友知道她不再理会他们，就会罢休。接下来，唐娜的咨询重点在于将这些压力反应外化为"损友";忽略损友,专注在真正的感情和友谊上,这成为她对抗侵入性回忆的隐喻。

3周之后,唐娜描述了令人振奋的变化。她的专注力大幅改善,她也喜欢自己在英文写作课上所写的与此事件无关的一篇短文。她不再黏着父亲不断询问他的身体状况。尽管她的父母担心她的恐惧反应复发,她仍独自一人在房间里阅读恐怖小说;她读得津津有味,而且没有出现任何负面反应。她也不再暴躁易怒。由于这样的进展,我建议她在下次咨询前填写一份问卷,这份问卷有评分系统,可以成为她在不同时期进步的记录。她可以在布告栏张贴一份,也给我一份留底。这份问卷是我将霍洛维茨的事件冲击量表(Impact of Event Scale, Horowitz et al., 1979, in Scott and Stradling, 1992)改编而成。唐娜在三点量表上评量一个星期之内15种车祸事件对她的影响,如远离让她想起车祸的事物、闪过脑海的事件相关画面、自责、梦魇、重复车祸的体验。在第3周的咨询时,唐娜带着两份完成的测验结果前来,她得了62分,我提醒她,这是一个高分通过的测验成绩。

在第四次咨询时,我邀请她的父亲参与我们的对话。我准备了迈克尔·怀特在训练课程中运用的练习"在观察员的参与下侦讯问题"(White, 1995b)。我扮演损友,"坏心肠的恐惧小姐",唐娜以"损友的对抗者"角色在一旁聆听。侦讯官由唐娜的父亲扮演,他带着我提供的提问热切地投入这个角色,提问包括:

- 你想从唐娜身上得到什么好处?
- 你想摧毁或削弱唐娜身上的哪些知识和技能?
- 唐娜在生活中有哪些方面成功地摆脱了你的影响?
- 你在唐娜身上发现了哪些知识、技巧和特质会限制你想要使她过悲惨生活的目标?
- 在唐娜逐渐发现你离开她的生活时,你的下场会是什么?

唐娜聆听着我们重新叙说她的经验,聆听着"恐惧小姐"说出愈来愈难控制唐娜生活的证词。之后，唐娜和她的爸爸都说，这个过程有助于展现出她的勇气、毅力和进步。在回想这个过程时，我认为若能够录下这个过程，将可以增加侦讯的真实性，也可以让唐娜再次聆听经验的新叙事。

下一次咨询时，唐娜的父母描述了令他们沮丧的退步。法官安排他们见了一位心理学家，他问了唐娜许多尖锐的问题，使她再次体验了对车祸事件的恐惧。唐娜的母亲第一次听到了关于车祸发生过程的所有细节，同时也看到女儿沮丧的反应。这位母亲因为情绪问题不得不离开咨询室。之后，她也出现了创伤后反应，几个星期后，她也开始接受我一个同事的咨询。

这个面谈与赔偿金的申请有关。家人事先并不知道唐娜必须接受这样尖锐的细节盘问，他们并没有心理准备。唐娜说，当时虽然并不舒服，但她在之后并未再受影响。如上所述，我误判了情势，还写了一封祝贺信，直到第六次会谈时，才发现她其实是在保护父母亲。她又重新体验了我们在治疗过程中协助她摆脱的症状，包括暴躁易怒，因与朋友的小误会等小事而容易生气、哭泣。我很难过地发现，我在治疗信中无意间使用的乐观语调增加了她的压力。这次的咨询大部分放在讨论"保密"的做法如何成为损友的同党，因为关心唐娜的人需要知道她真正的感受和想法。

唐娜在下一次的咨询中大多在谈与某一位朋友相处的困难。她的父亲注意到这个主题与之前大不相同。唐娜甚至未提及车祸和所受到的影响，她开始关心她在生活上所面对的迫切但正常的议题。这与她母亲的观察相同。唐娜在克服车祸意外和与那位心理学家面谈的后遗症方面有了极大的进步。他的父亲认为，我们在她与心理学家面谈之前所做的治疗为唐娜后来的第二次复原过程打下了坚实的基础。在后续咨询进行之前，唐娜的母亲来电表示，她在各方面表现良好，因此他们认为已经不再需要进行治疗了。我写了一封信，表达我对唐娜进步的喜悦。这封信的结尾是：

> 　　附上一张证书。看起来虽然毫不起眼，但意义重大。它可用来提醒你和损友们，你已经找到方法克服问题。证书是由一位澳洲的治疗师迈克尔·怀特发展出来的。
>
> 　　可能偶尔会有症状复发的情形，不愉快的回忆又跑出来困扰你，但我确信你可以应付得很好。如果真的不行也没关系，我欢迎你再回来进行追踪治疗，但或许并无此必要。
>
> 　　很高兴能认识你和你的父母，希望你们有美好的未来。
>
> 诚挚的马丁·佩恩

成人的治疗文件

　　在训练班中，有时我发现听众对于儿童治疗的文件很有共鸣，但当我描述如何将其运用在成人治疗当中时，他们却显得相当怀疑。有一个假设是，这些吸引儿童的技巧可能对于成人而言显得幼稚。也许我在颁发证书给凯莉和凯莉的泰迪熊，而没有给凯莉的母亲时，也陷入了同样的迷思，这一点遗漏使我至今仍觉懊恼。治疗文件背后有其重要的目标，而且治疗文件在语调形式上会根据背景不同而有所变化，可以根据来访者的年龄，在轻松到庄重之间变化。以下有实例说明。

　　当伴侣发生冲突，正决定要采取什么样的行动改善关系时，我会引导他们在家中将目标草拟成类似法律中的暂时协议书的形式。这样的文件可检验目标是否可行、是否是伴侣两人共同想要的改变。我们将这样的活动称为"实验"，若既定目标无法达成，可减少失败感，以文字书写亦可减少冲突。他们可以回到咨询室确认或修正实验性质的方案，之后仍可再做修正。

　　我打印出协议书最后的版本并美化了版面，我们为签署协议举办了仪式，并由我作为见证人。我们假装这是官方法律声明的文件似乎有些可笑，但仪式的目的在于改善原先对他们的关系产生威胁的情况。文件成为公开的、经过检验的、具有现实感的声明，而不是过分乐观的目标。伴侣们总是愿意允分地投入进来制作这份文件，以使他们的决定、承诺、目标具体可见。

协议书

伊利莎白·伯恩利
与
麦克·伯恩利

1. 麦克将确认自己每周至少要有两天在晚上 7 点前到家，以便在孩子就寝前有时间与他们相处。
2. 伊利莎白了解，麦克有时会因工作量过大而在周末将工作带回家中处理。
3. 麦克将会尽全力减少工作时间。
4. 我们每个月至少会外出用餐或是看电影一次，两人轮流安排保姆。
5. 每周五晚上召开家庭会议，反思、讨论彼此在本周所遇到的困难。
6. 除非有紧急困难，否则必须等到家庭会议召开时才能讨论我们遇到的困难。我们将在不打断对方的前提下轮流发言。

签　名：_____

伊利莎白·伯恩利

_____

麦克·伯恩利

见证人：_____
　　　　马丁·佩恩

2002 年 12 月 1 日

偶发性治疗文件

玛丽，31岁，由她的医师转介来此治疗，她患有心脏病。她一直是个职业女性，乐观、活跃，但一次严重的心脏病发作改变了这一切。疾病最糟的症状虽已由服药得到控制，但她仍必须小心对待，再加上药物的副作用，她的生活质量急剧下降。她变得难以入睡，而且一入睡就做恶梦，剧烈疼痛不断复发，不但难以行走，还时常恐慌发作，她的健忘已经到了一种令人忧心的程度。她的伴侣戴维为了照顾她而辞去工作。他陪伴玛丽来到咨询室，我们一起探索了他们要做到哪些实际且必要的健康预防措施，来逐渐重拾生活乐趣。经济是十分急迫的压力，因为玛丽必须申请社会救助，但申请的程序使他们因为慌乱而遗漏了病情对于生活造成的影响。我提议由我写信给她的医生，摘述他们夫妻所说的疾病对生活造成的限制和危险。我与他们一起草拟了信件的大致内容，并承诺将最后定稿寄给他们。在咨询结束时，这对夫妻已经找到了一些享受生活乐趣的方法，而不再全然受到疾病包围。戴维（代表两人发言）说，收到了我寄给医生信件的副本，这带来了惊人的效果。虽然我只是摘述了我们的谈话，但当她看到这份白纸黑字的正式文件被送达，她体验到被倾听、理解、尊重和受到协助的感受。她重拾尊严。她的实际情况被反映在信件上，这激励了她。戴维说，即使信件对于申请经济补助没有实质帮助，这仍是她自发病以来，所发生的最有意义的事。

由来访者撰写的文件

凯特，17岁，有自杀意图。因为父母的心理与身体虐待（特别来自于父亲），她从13岁开始就与外祖父母同住。社会服务处介入了安置工作。虽然感谢外祖父母提供安全的住处，但凯特告诉我，她仍觉得他们对她的控制和管教过于严格。她没有什么隐私，必须和来访的亲戚同住一房，外祖父母也常检查她的私人物品，查看是否有毒品和安全套。如果凯特回家比预定的时间晚，他们之间就会爆发激烈争吵，所以她几乎没有社交生活。毕业后，她尝试做了两份工作，但都无法持续。她时常陷入抑郁，但药物使她不舒服，使她无力对抗病魔。她的外祖父母买了很多大众心理学的书籍给她，并常告诉她是过去的遭遇使她的心理产生了问题。

咨询的过程似乎帮助了凯特重新调整想法，但在第三次咨询的前几天，由于和外祖父母之间发生了严重的冲突，她采取了自杀的行动，而使得咨询延期。在两周后的咨询中，我对她说，即使我内心很不愿意听到她的死讯，但说服她活下来并不是我的角色该做的事，她要为自己的生命负责。但令我好奇的是她并未再次尝试自杀，这是否意味着：即使有时看来死亡是比较好的选择，但仍有支持她活下来的理由存在。也许我们可以借由讨论活下来的优缺点，来帮助她厘清自己真正想要的是什么。我们检视了她目前的生活和未来的可能性，而我做了详细的笔记。在咨询结束前，我说，我可以整理好这份笔记，给她一份。但凯特问，她是否能够参考我的笔记，用自己的方式写下来？（凯特对于治疗文件有更好的想法。）

下次咨询时，凯特融合了海报、艺术、文学的形式，制作了一份个人宣言。她将笔记发展成她个人的作品。那是一张很大的60厘米×40厘米的海报，贴满了写有句子和图画装饰的纸条。海报分成两个部分——"现在"和"未来"。每部分各有"好"、"坏"两个副标题，底下有文字描述继续活着的好处和死亡的坏处。"好"的部分包括："去酒吧找朋友玩"，"温暖晴朗的好天气"，"宠物狗莱希"，"希望未来能当护士"，"老了的时候可以看到儿孙满堂"。"坏"的部分包括：死亡将使她错过现在和未来，以及"我没法再吃到爱吃的比萨饼，我会想念这样的美味"，"如果我不能帮助人，我就没有办法像你一样享受助人的乐趣"。

凯特告诉我，她想要将这个作品送给我，而我拒绝了——接着她说，她一共做了4份，其中3份要送给医生、社工和我，还有一份留给自己。遗憾的是，我无法在此为读者呈现。

凯特没有再尝试自杀，我们的咨询持续进行了几次。几年后，当我再次在街头巧遇她时,她告诉我,她交了一个男朋友,正在接受护理训练,她过得很快乐。

由他人撰写的治疗文件

由治疗师和来访者以外的第三人撰写治疗文件也是相当有帮助的。这能使治疗效果延伸到咨询室以外的真实生活,使治疗师不再处于核心的位置。强调来访者的重要关系才具有治疗性(见本书第九章)。史蒂芬·麦迪根(Stephen Madigan)描述了他为一个"从6岁到76岁"都因为焦虑、虐待、暴食、抑郁、完美主义、羞愧和恐惧所苦的人组织的一份文件。麦迪根与这位来访者的重要他人连络、讨论,邀请他们加入支持团队,并且请他们写信或用拼贴画、录音带、录像带等表达他们相信来访者有能力面对这些困难,写信的人可以包括:宠物、泰迪熊、过世的祖父母、未出生的手足、运动明星和故事中的人物(Madigan, 1998)。

我从未这么大规模地收集治疗性文件,但有许多例子证明,由重要他人所撰写的治疗性文件对来访者意义非凡。

> 莎伦为抑郁所苦而来寻求咨询。她受到前夫的身体和心理虐待长达十几年。在前来咨询的前两年,她申请了离婚,并要求前夫搬出住所。法院的判决使得莎伦得以继续住在这里,直到镇议会能给她提供新的住处。但因为候补者众多,所以她并不知道何时能够搬走。房子里的每样东西都使她想起过去的悲惨岁月,因而使她陷入抑郁,影响她对自己的看法并使她对未来感到悲观。

她的新伴侣肖恩是一个善良、温和的年轻人,但莎伦觉得自己配不上他,无法和他自在相处——尤其是在过去婚姻的房子里。肖恩的工作难以休假,但他曾参加过一次咨询,我们三个人一起讨论如何改变房子的陈设以减轻痛苦的回忆。他们决定搬走一些家具，在椅子和沙发上铺上柔软的坐垫并重新装潢。下一次咨询时，莎伦说这样的改变带来了新的影响，但她仍觉得肖恩只是出于好心才善待她，这段关系难以长久。肖恩无法再次参加我们的咨询，因此我征得莎伦同意，录下这段对话，请她带回去跟他分享，用这样的方式使他参与咨询过程。在录音的过程中，我问莎伦，如果肖恩今天在场，而我问他，"当初认识莎伦时，你在她身上看到什么让你想要进一步发展你们的关系？你看重她什么？你为什么爱她？你为什么决定和她在一起？如果失去她，你的生命会有怎样的变化？"莎伦泪流满面，但无法回答这些问话。我并未进一步逼问她，但她似乎开始思考了。

下一次咨询时，莎伦带来了肖恩回应这些提问的信件。那是最美好的爱的承诺，我真是有幸能听到这样的表白。当肖恩将信念给莎伦时，她深受感动。我建议她保留这封信，提醒她自己对肖恩的重要性，当她感到怀疑时，可以随时阅读。

> 汤姆是个准备上大学的年轻人，深受悲伤和罪恶感侵袭，他怀疑自己是否有能力完成学业。4年前，他9岁的妹妹菲伊死于致命的罕见疾病，疾病影响了她的行动能力却没有明显的症状。他们的父母为了不造成子女的忧虑，并且希望尽力保持菲伊在生命中最后一个月一切如常，因此并未透露任何信息。在菲伊过世后，家人都避免谈起她，也打包收藏了所有的遗物。

汤姆认为自己并未善待菲伊，在她生前的最后一个月，他常因为她平衡感不好而取笑她，或忽略她，将大部分时间花在与朋友的玩乐上。他对此懊悔不已，希望时光能够倒流以弥补缺憾。他确信妹妹很讨厌他，而他永远无法补偿或是道歉。在我与汤姆的对话中，他想起在妹妹生命最后阶段他们曾经有过的相处片段，他稍微好过了一点。他了解到，如果他知道真实情况，他将有不同的做法。而且要让年仅14岁的他了解菲伊来日不多，为此背负罪恶感也不合理。他给了菲伊一段正常、有趣、不甚紧密的兄妹关系。也许这是他父母所乐见的，也许相较于不自然地表现同情，这样对菲伊更好。即使如此，他的罪恶感仍挥之不去，他仍认为自己的妹妹讨厌他。

此时，幸运事情发生了。汤姆提到菲伊生前有写日记的习惯。这和她其他的遗物一起被收在阁楼上。我想菲伊可能会想要哥哥看看自己的日记。他在下次咨询时带来了菲伊生前所写的文字。在其中，她编写了一段故事，讲的是一对兄妹一起探险，显然故事的主角就是汤姆和菲伊的化身。故事中，哥哥是勇敢而且护妹心切的，有时虽然会取笑她，却也十分疼爱她，妹妹也会捉弄哥哥还以颜色。在故事中，他们克服了巨大的危险，虽然"疲惫但却开心地"回家喝茶庆祝。这像是菲伊从另外一个世界在告诉哥哥她爱他。这段文字带给了汤姆极大的改变，下次的咨询是我们最后一次咨询，他送给我一个礼物——也是我最钟爱的菲伊日记。

写给担忧

在成为咨询师之前，我是英文老师，我发现诉说或写下生命中的担忧、痛苦会对人们带来极大的帮助。当学生选择以痛苦的经验为题时，他们不只发现自己能将经验化成文字，打草稿并掌握题材使他们感觉更好。我记得，一个夜间班的学生曾写下名为"改变我生命的一天"的文章，描述了她遭受性侵害的过程。在文章的最后，她写道：我从未说出这件事，能够写出来让我感觉松了一口气。

言辞是短暂的，但如果能够通过文字表述经验，并通过修饰表达情感，人们通常觉得这是很有意义的。他们能够反复阅读书写的内容并与他人分享，即使读者是老师。身为教师的我，总是让学生自定义题目，我从未直接要求人们写下生命中的痛苦或创伤经验。我对通过写作宣泄情绪的说法心存质疑，虽然情绪在书写的过程中常是相伴相随的。我较相信写作能通过对于细节的回忆贴近真实经验，并改变人们给经验赋予的意义。人们在书写的过程中，再次回忆、审视、重组经过，并确定优先级，组织成段落，落实为文字。被书写的故事有其独有的真实，将事件与情境呈现给人们，取代写作前缺乏结构的回忆。过去事件在重新整理、写作的当下与人们产生联结，改写故事中的过去对现在的影响。在治疗性文件中，因与过去事件的影响保持距离，人们的力量通过叙说特殊意义事件和解构问题故事的过程得到增强，因此，他们书写后的故事会较为丰厚。现在的我常鼓励人们在叙说的同时写下他们的生活，许多人告诉我，他们受益良多。

人们有时会在未经讨论的情形下，书写治疗文件。

> 珍妮愈来愈觉得丈夫看不起她，她认为他对某位女性朋友过度关注。她不认为这是外遇，但仍觉得受伤、被遗弃，因为他们的相处愈来愈冷淡，交谈的话题都围绕在这个朋友身上。珍妮在咨询中将问题界定为"嫉妒"，并且尝试克服。她尝试与这位朋友保持联络并协助她解决问题。但她不甘于丈夫的冷落与轻视，说那只是一段纯洁的友谊。她感到生气、困惑、自责，她的丈夫拒绝前来进行伴侣治疗，很肯定地说那是她个人的问题，要她自己解决。他生气地将她的反应称作"荒谬的嫉妒"，而且说这与她不愉快的童年经验有关，辩称是她的过去经验使她过于敏感、多疑。

在咨询过程中，解构的提问引导珍妮看到，应使她的丈夫了解她不愉快、缺乏安全感的童年经验，她的脆弱易感是正常的。但恰恰相反，丈夫以心理学专家的权力定位作为指控她的理由，诠释并驳斥她的感受，合理化自己的行为。我给了珍妮一篇文章《婚姻症候群》（*Gaslighting: a marital syndrome*, Gass and Nichds, 1988, discussed in White, 1995a）作为治疗性文件。文中描述了这类男性强势支配的行为，因人们对其习以为常而使她失去觉察，这全然不是爱与体贴。她谈到她的脆弱和丈夫的坚持都是自己的错，而她深受其害。我建议她想想，周遭有没有人，无论是否仍在世，会了解、认同她的绝望和愤怒——形成类似"支持团体"或"滋养团体"之类的"后盾"(White,1995a)。她十分认同这个建议,我们决定在下次咨询时进行讨论。

下次咨询一开始时,珍妮拿出她写给3个不同的人的信件,其中两个仍在世,而一位是亡者,她邀请他们成为她滋养团体的成员。在信中,她描述了自己所面对的情况、她得到的结论以及她需要采取何种行动的难题。她并不想要寄出信件,也不觉得有必要与他们进行会面。在她的想法中,这3个人的出现已经足以肯定她的立场,并支持她做出改变的决心。

几周后,她带着孩子离开了先生,搬进一间出租公寓。此时,我提供了一篇怀特所写的改变认同宣言(Migration of Identity Chart,1995a),当中以图解说明一般女性离开虐待她们的男性时,开始的兴奋会如何渐渐陷入怀疑的谷底;此时,她们会想要重回伴侣身边,然后才逐渐了解自己必须离开。我从其他有类似遭遇的女性身上看到过这样的历程,我提议珍妮与这样的女性团结在一起,如果内心动摇时,她可以从这些姐妹身上得到精神上的支持。几周后,她真的有想要回去的感觉,包括强烈怀疑自己对丈夫的看法是否正确。这个图表使她看到自己的怀疑,免于在仓促中做出回到丈夫身边的决定。在我未提出建议之前,她撰写了另一份治疗文件,表示她已挣脱了对自己的不认同,从丈夫的影响中迈向获得新知与信心的新阶段。珍妮接着证实了丈夫和女性友人之间的关系早已超越友谊,在最后一次咨询中,她因为这样的发现而感到痛苦和悲伤,但也确认了她的认识、感受、想法是正确的。

指导原则

我不会在意人们的写作能力和技巧,书写治疗文件的提议都只是尝试,拼字、文法、标点并不重要。人们有时会因自己的写作能力不好而却步。此时,我会建议由我记录,由来访者确认后交给他。即使他未正确理解内容,这仍是一份与他的发现和进展有关的具体文件。

人们常以不同的形式、篇幅和目标呈现他们的文件，有时与咨询过程中所讨论的结果不同。对我而言，这代表着我们讨论的形式不符合他们的需求，我很高兴看到他们在此过程中所展现的行动力。

　　有时人们在困境中会质疑写作是否能够带来帮助。在某些情况下是的，特别是对于那些没有注意到故事细节，或虽想要说出细节但却羞于启齿的人们而言更是如此。如果人们受到大众心理学的影响，想要宣泄情绪，我会提醒他们，写作或叙说与从身体排出毒素的过程并不相同。我们邀请他们思考其他的隐喻，比如伤口需要时间和空间来愈合，因为"回到受虐的场景再次体验创伤经验的做法是具有高度争议和危险性的"（White，1995a）。如果他们仍然希望继续，我会建议他们在咨询过程中来书写而非回家私下进行。我会建议他们带着象征安全的对象作陪伴。在书写过程中，他们可以在任何时间暂停，让自己环顾四周，以恢复安全感（Dolan，1991）。

　　如果人们书写的内容是我尝试要告诉他们的，我会与他进行一段对话，探讨这段文字对他所代表的意义，邀请他解释、扩充、重述部分内容。如果因为内容过于私密而使我无法阅读，我也不会过度询问细节，但会引导人们谈谈书写过程中所产生的想法和感受，以及书写所带来的帮助。

小　　结

　　治疗性文件由咨询师、来访者或其他重要他人撰写，记录来访者的进展、发现和新的观点。它可用于庆祝，以及确认改变和成果，也协助人们摆脱他人强行灌输的专家知识。文件可以根据人们的年龄和个别情况，选择以信件、宣言、证书或非文字形式呈现。

第七章 叙说与再叙说

来访者在对治疗师叙说了自己的故事之后，聆听来自"局外见证人"的反应与回馈，可以引发重新叙说，并强化、扩展支线故事，使之发挥具体影响。局外见证人联结与来访者所述的生命经验，并且提供意见，同时提醒在原始的叙说故事中，未受觉察或被低估的部分，进一步丰厚原来的故事。本章将讨论催化此一过程的方法及原理。

不同的传统

长久以来，治疗师们都认为治疗应是隐密的，因此，不该有其他人出现在咨询室中。来访者在治疗过程中透露的内容应该保密，所以局外见证人的观念可能会吓坏治疗师。我曾经在训练班中播放怀特运用局外见证人进行治疗工作的片段，有位学员为此非常生气，她将这个治疗片段比作电视的脱口秀，这是我的失误，我未能在之前好好解释当中的差异。

这样的不愉快源自于文化所导致的定位——在这个情况中，西方文化的个人主义反映在传统的咨询文化里。相反的，在中华文化中，整个家庭会参与个体成员的医疗或心理咨询过程（Buzugbe, 2005）。西方的家庭治疗有别于个体治疗的文化，保密仍是必要的，但治疗师常采用团队而非个人的方式进行工作（Andersen, 1987）。也许和医疗团队有异曲同工之妙——主治医师、咨询师、物理治疗师、护士、行政人员组成团队，成员们都可获得病人的信息，但也须谨守保密原则。叙事治疗的局外见证人团队采用家庭治疗的方式，且将其进一步发扬光大。

局外见证人团队不是临时拼凑或可自由参加的。团队成员应以某种方式与来访者的生命故事紧密相关，同时以他们自己的观点叙说、解构治疗师"客观专家"的中心位置，让来访者得以分享生命经验中的痛苦和困惑。来访者的故事和局外见证人团队的生命故事的共鸣，使得来访者了解他并不孤单，治疗师觉察并关注着他的故事，这将使来访者能够将生命故事往较好的方向修正。

我确信，如果咨询师能够亲身体验一次局外见证人团队，就不会再有任何疑虑。通常，咨询师们的意见是：他们个人有很大的收获，罗素（Russell）和凯利（Carey）甚至说："我们很高兴自己的这些经历并没有白费，没想到我的故事可以对别人有这么大的帮助。"（2003）这同时也是本书中所有案例的主人公们的共同心声。

叙说与再叙说的实例

以下是关于咨询过程叙说与再叙说的实例。在案例之后，我将呈现实践工作背后的原理，接着再回到案例，说明这些原理为何在其他的情况下无法运作。我会考虑咨询师可能遇到的阻碍，并针对这些困难提出我的建议和解决方法。

杰玛与莎莉

这是我与杰玛进行的第二次个体咨询。这两次她都带着她的朋友莎莉一同前来。初次见面时，她并未解释为何朋友会出现，但我欢迎了莎莉，并让她坐在杰玛视线之外的位置。莎莉在整个咨询过程中安静地聆听着。在这次的咨询过程中，杰玛提到，在上次咨询结束之后，她们两个人讨论了她在咨询室里谈到的问题，但她仍然不知道该怎么办。我们进一步探讨了这个问题，莎莉仍在一旁聆听。这次，我邀请莎莉拉近她的座位，一起加入讨论。我询问她对杰玛在面对这个问题的过程中有何了解。我请她回想，杰玛是否曾有过能够处理这个问题的时候，或者是否有即使问题存在却仍能过得很好的时候。她们两人一直是好朋友，莎莉举了许多例子。我询问她，杰玛会想要对她这个好姐妹说什么？莎莉有什么特质会是杰玛看重并且想要学习的？这如何印证了杰玛寻求适当协助的能力？这是否代表着杰玛对自己和他人信任、诚实、态度开放？莎莉可能不是太了解这些复杂的问题，但她以自己理解的方式回答。她说，杰玛可能知道她自己也曾经面对着类似的问题，并且找到了克服的方法，可能这为杰玛带来了一线希望。

我邀请这两位好友告诉我她们在第一次咨询结束后的对话。莎莉认为杰玛想要采取某种方式解决问题，虽然她们曾有过讨论，但杰玛并未在咨询室中提起过。杰玛表示这的确是她想要讨论的——她没提起是因为担心我会认为这个方法很蠢。接下来，我们3个人详细讨论了这个方法，试着找出可能的风险和益处。我们协议在一个月后进行下一次咨询，他们两人可以再充分讨论。这一次的咨询进行了50分钟。一个月后，杰玛说她决定要冒险将想法付诸行动。她和莎莉讨论了行动计划，她也真的实行了，结果十分成功，她觉得这是几年以来自己最快乐的时光。

罗丝与理查德

我正与罗丝和理查德这对夫妻进行咨询，书桌、档案柜、计算机、打印机占据了室内大部分的空间。我的同事玛丽·威尔金森（Mary Wilkinson）坐在他们两人视线之外的地方，一边聆听，一边记笔记。录音机转动着，35分钟过去了。我请这对夫妻调整座位，以便能够看到玛丽。我给了他们纸笔，在想要记笔记时可以使用。我花了10分钟的时间与玛丽讨论刚刚的谈话，而罗丝和理查德聆听着。玛丽并未诠释她刚刚所听到的对话，或分析这对夫妻的生活、关系和冲突。她分享了在刚才的对话中最触动她的部分。我表示赞同，并且也分享了我自己的触动。我请理查德与罗丝再次面向我，并且讨论我刚刚与玛丽的谈话。10分钟后我们调整座位，4个人一起讨论这次咨询的过程。我知道这对夫妻对录音已经很习惯了，因此，我将讨论重点放在玛丽的参与上：他们可以接受她在场吗？第三人的存在会不会让他们感到胆怯或不自在？他们两人都说对这样的安排感到自在，而我与玛丽的对话使他们觉得很有趣也发人深省。临走前，我将录音带送给了他们。这次的咨询时间是一个小时。

马克与克里斯

　　一位男性治疗师正在一个大治疗室与马克和克里斯这对异性恋伴侣谈话。咨询已经进行了一个小时，墙上有两台录像机交替录制着咨询的影像。其中一面墙上嵌着单面镜。马克和克里斯知道有人在单面镜后面观察、聆听这个过程，他们对这样的情况并不陌生。单面镜的后面是一个观察室，由几位治疗师组成的团队正在里面通过扩音系统专心聆听咨询过程。他们看到里面的咨询师很放松，起身看着单面镜说："我们现在可以交换了吗？"有几分钟的时间，状况有些混乱，团队成员进入咨询室围成一圈坐着。治疗师与这对夫妻进入了观察室。

　　治疗团队开始讨论他们听到的对话内容，马克、克里斯和治疗师坐在单面镜后面观察、聆听。团队成员不去诠释或分析他们所听到的对话以及来访者的生活、关系和冲突。他们没有鼓励也没有赞美。相反的，他们分享的是自己在此过程中所受到的触动。有时候，他们会把刚刚听到的对话和自己的生命经验结合在一起。有一个人说，这对夫妻想要解决彼此差异的决心使她想到自己的父母在婚姻之路上也曾跌跌撞撞地走过，而最终能够继续快乐地共同生活。另一位成员简短分享了他对另一半表露爱意的行动原来有想要控制对方，这使他了解马克要在与治疗师的对话过程去面对类似的问题是非常不容易的，他很讶异马克可以做到这一点。另外 3 个团队成员提到，他们想对这对夫妻进行的访问内容，以便厘清一些经验所带给他们的影响。其他人询问了这 3 位成员为何想要进行这样的访问，他们期待看到这样的访谈能够带给这对夫妻怎样的帮助。

　　大约 30 分钟之后，治疗师走进咨询室提醒时间到了。很快地，团队回到了单面镜后面，治疗师、马克和克里斯进入了咨询室。团队聆听着治疗师邀请马克和克里斯讨论刚才治疗团队讨论的内容，也可以响应刚才的成员所提出来的问题。他们接受了治疗师的邀请，也分享了他们对于团队成员分享的个人生命经验的感想。大约20分钟之后，治疗师再次看向单面镜说："好，你们现在可以过来加入我们吗？"所有的团队成员进入治疗室，大家围坐成一个圈。治疗师邀请所有人讨论对于聆听、发言、分享个人生命经验的感受，面对录像机的感觉还好吗？会觉得不舒服吗？克里斯和马克说，他们觉得整个过程十分动人，也十分有帮助，单面镜和录像机并未造成干扰。他们真心感谢团队的参与、所提供的想法和提问。听到几个成员提到这对夫妻对问题的反应，以及对于这些反应的反馈，让他们感到安心。通过单面镜的方式，他们感觉到与团队之间的联结——但如果成员进入咨询室，可能会使他们分心或害羞。大约20分钟后，治疗师结束了讨论，他将录像带交给这对夫妻保存。从开始到结束，整个过程大约两个小时。

对局外见证人叙说支线故事

在叙事治疗的初期，通常支线故事只在与治疗师共同建构的对话中叙说。在这个阶段，刚发展出来的支线故事是十分脆弱的。有所感受的听众会为再叙说的过程带来更多附加价值。借用网络的语言：咨询室外才是"真正生活"的所在。对治疗师以外的第三人进行叙说与再叙说将"真实生活"带进了咨询室，同时也是将咨询室带进了真实的生活。

促使人们思考渴望哪些人聆听他们的故事在叙事治疗中是相当重要的一部分（White, 2000）。在早期，怀特会请人们思考：在发展故事的过程中，可能会想要让谁听到自己的故事。有时他甚至会安排社区中合适的人前来当听众。穿着小小消防员制服前来接受咨询的小朋友，看到真正的消防员，可以学习到勇气；有药瘾的年轻人看到崇拜的运动员，可以从这个局外见证人身上学习到如何克服困难（White, 1997a）。随着其理念的极大发展，怀特现在组织局外见证人团队的方式是：在来访者同意的前提下,邀请几位局外见证人聆听咨询过程中的对话,并给予反馈。如此一来,就建构出了叙说—再叙说、聆听—再聆听的过程,并将焦点由治疗师这个单一的听众转移到局外见证人团队。团队有时由其他治疗师组成,有时由来访者生命中一直存在的重要他人组成(White,1995a;1997b)。许多叙事治疗师,包括怀特自己,都认为局外见证人团体是叙事治疗最重要的一种实践方式。

> 局外见证人团队受邀来响应来访者对于生命故事的叙说与再叙说,以及来访者在故事中所表现出来的学识与能力。此时(第二阶段),团队以听众的身份参与故事的重新叙说……若非经过重新叙说的过程,生命中的许多闪光点将一闪而逝;但在重新叙说的过程中,这些闪光点会停留在人们的故事中。此外,经过局外见证人团队的再叙说,原始的故事将被覆盖、超越,并同时丰厚了故事内容和当中所展现的知识与技能。(White,1997b)

如果咨询过程有录音、录像,让来访者带走影音记录会有助于将治疗效果扩展至咨询室之外。人们回到家中仍可反复重温自己说故事的过程,也可领悟某些未叙说的情节,并将之整合在故事之中。也许他们因为见证人团队的反馈产生了更多想法,会跟伴侣或亲朋好友分享。如果人们在咨询过程中过于专注在自己的想法和感觉上,通过重温录音和录像,他们将有机会重新听到伴侣的说法,重新思考治疗师的提问以及团队的评论。

重新叙说的故事转化为生命历程

怀特坚信,治疗师应在整个咨询过程中,不断鼓励人们通过叙说与再叙说的过程探索故事的意义:

> 人们对他人叙说支线故事……他们对支线故事有着正向或负向的

评价,也或者两者兼具,也或者两者皆非……支线故事是人们经验的一部分。在实践工作中,人们逐渐"活出"这些支线故事。亦即支线故事逐渐环绕着人们的生活。在咨询前,这些支线故事与来访者的生命经验无关;它们并未出现在生命经验的地图上。经过咨询,支线故事会成为生命经验的架构,成为生命经验的基础。(White,1996)

通过局外见证人团体,人们在过程中分享故事、聆听彼此的评论,并在最后共同讨论,来访者的生命故事由此变得情节丰富,使其在当下及未来的真实生活经验得以丰厚和进一步发展。在治疗情境中的叙说及再叙说,成为肯定及探索未来故事的基础。当下的生命故事得到滋养,并引发更多的支线故事。叙说—再叙说是叙事治疗中最基本的假设:"我们相信人们的经验可编织出生命故事,并通过生命故事塑造出生活与人际关系的面貌。"(White and Epston,1990)

案例回顾

我现在将回顾本章稍早之前所举的案例,我会依照从后往前、由复杂到简单的顺序进行。我希望通过以下的内容呈现在理想的家庭治疗情境中所发展出来的复杂治疗技术,该如何应用在治疗情境中。

马克与克里斯

这段故事发生于迈克尔·怀特在阿德莱德齐中心所举办的密集训练课程中。我虚构了马克和克里斯这两个人物,迈克尔·怀特、这对伴侣和局外见证人团队都是虚构的情节。但以下的描述十分贴近我真实的治疗工作经验。

怀特在文献中说明了这种工作方式的发展历程:"界定仪式(definitional ceremony)的回响团队工作"(1995a)以及"重新入会(re-membering）和界定仪式"（1997b），"作为重新邀请界定仪式的回响团队工作"（2000）；"探究个人失败"（2004a），以及其他案例。观察了许多团队工作的技巧之后，他发现"心理治疗的文化是以病理学为基础的"，目的在于"展现治疗师的专家地位"。他开始尝试发展另类的团体形式，以免"在不经意之间再次加深问题的影响力（1995a）"。他深受人类学家芭芭拉·梅耶豪夫（Barbara Myerhoff）的影响。她曾描述一个由居住在洛杉矶的欧洲犹太裔老人社区自发创造的一个方案（Myerhoff，1986）。这群人进行"文化创造"，通过各种生动、显著的方式"叙说"，让自己和外界看到他们过去的历史和当下的处境，以对抗孤寂感和社会的漠视。叙说的形式包括人与人之间的对话、创造融合宗教与世俗生活元素的仪式、游行抗议社区居民走在人行道上却遭脚踏车撞死的事件，以引起社会大众及媒体的关注，并举办聚会凝聚年轻人和老人。这群犹太长者在社区中心的礼堂四周墙面进行彩绘，以叙说他们的历史，并结合大学的艺术文化活动，将他们的行动制成影片公开播放。梅耶豪夫认为，这些"界定的仪式"提高了他们的自我认同，并以自己的社区为荣；更重要的是，通过社会大众"见证自己的历史"，得到认同并且引发重大改变：通过公开实践梦想，他们改变了所生活的世界（1986）。

> 梅耶豪夫注意到局外见证人在界定仪式上扮演着相当重要的角色。这些局外见证人在人们确认、主张自己的历史和认同的过程中，扮演着不可或缺的角色。局外见证人参与界定仪式，为这些主张带来更多"能见度"，肯定并扩大了这些主张的力量。（White，1995a）

在马克和克里斯的案例中，怀特创造了类似梅耶豪夫所描述的界定仪式，但仪式的主题是"定义自我"，即肯定人们的生命智慧。通过叙说—再叙说的过程、局外见证人团队的参与、聆听评论并再次响应，人们体验着界定的仪式，他们的认同以及"我是谁"的想法也得到了见证和肯定。梅耶豪夫解释了上述犹太长者因公开可见的仪式而受益，她的理论也可用以验证叙事治疗中叙说—再叙说的效果：

> 因此……外在情况改变了；经由他们表现自我、向外界展现他们的观点……让外界了解他们的观点，接着在见证下拓展并肯定他们的主张……这是自我应验的预言：经由愿景的叙说进一步创造真实，愿景不再是个人的心念和想象，而成为人们共有的真实。如此一来，在愿景的叙说中，真实世界与想象合而为一。（Myerhoff，1986）

局外见证人的角色

怀特强调，局外见证人团队并不是要扮演专家的角色。团队成员必须避免分析、诠释、建议或祝贺人们的行为。团队的目标在于看到人们的问题、挣扎以协助人们看到过去所忽略的部分（White，1995a）。换言之，这是对于特殊意义事件的探索。团队成员要表达对于来访者生命故事的共鸣，分享自己对于故事的响应，但不是以自我为中心的独白、怀旧、说教或举例，而是要协助来访者。

> 局外见证人团队分享、探索治疗对话所引发的体验，并达到去中心化的效果……这样的行动是在使生命经验也就是来访者在咨询过程中所分享的生命故事——发扬光大。（White，1997b）

局外见证人的目标在于通过分享生命中共有的问题或希望，创造联结和参与感；协助人们丰厚生命故事，并在此时融入新的支线故事；通过分享治疗师本身或是治疗师所知道的他人的故事，以呼应来访者的生命经验。如此一来，可以达到"去中心化"的效果（本书第九章）。在此情境下，对于来访者而言，治疗师不再只是冷眼旁观他们正在经历的问题和挣扎，也不一定有着更优越的技能去克服生命的难题。由于个人经历被引发的强度可能让团队成员踰越界限，因此成员们必须提高警觉，分享与来访者故事相关的经验，而非单纯自我揭露、给建议，或是用自己的经验说教。如果发生这种状况，或可能发生这种状况，其他的团队成员有责任重新聚焦，也许可以问问彼此："来访者的故事为你的经验带来了什么样的启发?"或者"来访者分享的关于他父母的关系是如何使你联想到自己的父母的?"

界定仪式

叙事治疗师们追随怀特,将咨询过程中的叙说—再叙说的过程称为"界定仪式",以感谢梅耶豪夫为此工作所打下的基础。这样的过程可协助人们重新定义自己,而不只是重新培养某种功能性技术或解决问题的能力(虽然这也可能是叙事治疗的一部分)。这样的名称反映了"认同"对于叙事治疗的重要性。当人们经受压力或被生活事件淹没时,常会失去"我是谁"的自我认同,并且开始自责或产生病理化的自我认同,进而落入压力与行动停滞的恶性循环。人们对于自我认同的再建构,就如同社会建构论者所谓的"通过叙说过程建构自我"(Gergen,1999),使人们得以对于问题采取不同的立场,并发展出实现生活渴望的能力。尽管抱持不同的哲学立场,这仍与罗杰斯"协助人们恢复核心自我"的概念相互辉映:治疗不只是解决当前的问题和困扰,还是与自我认同紧密联结。

情境与要件

在邀请人们参加界定仪式时,我们必须慎重考虑文化期待的议题。在以此种治疗方式为南澳大利亚的原住民社区居民进行治疗之前,治疗师预先说明这是叙事治疗的方法,并向原住民组织和社区请教叙事治疗的要素(包括界定仪式)可怎样与当地文化相适应(McLean,1995)。

玛丽·威尔金森认为,迈克尔·怀特为澳洲白人治疗的社会背景是他们大多乐于与陌生人谈话,愿意在治疗过程中与他人分享生活经验,关心寻求咨询的来访者,倾听人们的讨论,愿意思考如何表达关心才能引发对于生命经验的共鸣(1999)。相反地,在我执业的英国,沉默被视为美德,来访者常主动提及他们对于咨询室里个人谈话过程的隐私有多么重视,当听到咨询师邀请第三人进入咨询室时——即使那是他们亲近或信任之人,都会使他们感到讶异甚至惊慌。适当地解释这项提议的用意和目的可能会得到来访者的认可，但绝不可以强迫。应提供选择余地以确保来访者可以发自内心地做出自己的选择，尊重其决定是十分重要的。

界定仪式的地图

在过去几年中，怀特已然重新修正了局外见证人团队的分享和提问内容。咨询的组织过程也稍作调整，除非团队成员十分熟悉其方式和目的，否则治疗师最好事先访谈团队成员，并简介咨询方式。或许是因为发现预作简介的效果不如预期，因为缺乏经验的团队成员往往忘记他事先的提示，可能给出不当的提问和评论，因此他认为治疗师应在整个治疗过程中采取主动，确定成员的分享重点应放在响应来访者生命故事的特定片段，并由此发现故事中的特殊意义事件。

在治疗师与来访者简短开场之后：

1. 治疗师邀请团队成员分享来访者在描述生活时所使用的字汇、词组或其他特定的表达方式，特别是蕴含其观念及价值观的线索。

2. 治疗师邀请团队成员描述这些词汇所带给他们的意象——也许是对来访者的自我认同或关系的隐喻、图像。团队也可分享这样的隐喻、图像如何反映了出来访者的目标、价值观、期待和承诺。

3. 团队的焦点仍在来访者特定的词汇上，治疗师通过提问引导成员思索其个人的生命经验中与来访者的生命故事相呼应的部分。

4. 治疗师询问团队成员，当提及这些共鸣之处时，有哪些影像、想法、回忆和感受。他们也可以分享在整个咨询过程中的收获，以及对于自己生活将带来的影响。

治疗师接着以同样的顺序访问来访者同样的问题，以及他对于团队成员反馈内容的感受。

案例

修纳·罗素（Shona Russell）和玛吉·凯利（Maggie Carey）提到他们

与艾德进行的咨询过程。来访者担心他的亲子关系，儿子因药物滥用而产生愈来愈多行为问题。他认为自己失去了与儿子的联结，而他一向重视的"父亲"角色遭受了否定，这使他决心让儿子戒除药物的行为使他与儿子形同陌路。在这个案例中，回响团队由有经验的治疗师组成，他们不需要治疗师的引导。其中一个成员提到，当艾德在描述整个情况时，对他而言，药物就像是一个挡在他与儿子之间的一个可怕的怪物。在响应其他成员的询问时，他提到自己有两个儿子，艾德的故事带来一个启示，如果未来他与儿子的关系出现问题，他也不会放弃爱他的儿子。听到这样的评论，艾德说他对自己的决定更有信心、更有希望，他很高兴自己的故事能为团队成员带来帮助。同样，他也永远都会记得这位成员的分享为他所带来的希望（Russell and Carey，2003）。

实 用 性

让其他人加入咨询过程，并在他们面前进行叙说—再叙说的过程，可能令人感到惊恐，觉得这耗费时间而且困难重重。马克和克里斯的案例描述了一种理想状态：在一个享誉国际的治疗中心，一群有专业训练背景且丰富经验的治疗师，带着相当的热忱参与到局外见证人团队，并且在过程中学习叙事治疗。当然，这样的情境对于大部分治疗师而言是可遇不可求的。事实上，他们大多受限于50分钟的咨询时间，独立执业，很难邀请其他的专业人士参与咨询过程。怀特认为，局外见证人团队是"奢侈品"（2000），这意味着在大部分的时间里，我们都只能将之视为理想状态。即便其他的治疗师愿意参与，我们也必须考虑人力成本；举例而言，当我的同事加入时，我就必须与他平分咨询费用，所以如果我们总是一起进行咨询工作，我们彼此的收入就会只有平时的一半。如果一个机构同时有几位治疗师，比较可能组成一个工作团队，但机构必须愿意负担局外见证团队的成本，也就是所有治疗师的咨询次数减少。然而，如果可以将局外见证人的原则谨记在心，治疗师可以在个别咨询的过程中以有益的方式实践叙说与再叙说的精神。

在咨询初期，我会留意来访者所透露的关于朋友、伴侣、亲戚的信息。我会询问人们是否想要跟他们分享咨询过程——有时他们会说他们已经这么做了。即便并非如此，我也会透露，在咨询的稍后阶段如果来访者认为合适的话，我会邀请一个甚至多个对他重要的人进入咨询室。我会在稍后的合适时机再次提议，而且这个提议通常会被接受。接着，我让这位来宾担任局外见证人，就像杰玛和莎莉案例中的情况。

叙事治疗师们有时会录下自己所接受的督导过程，播放给来访者观看，并邀请他分享想法。

在伴侣咨询中，一方可以在征得同意的前提下，邀请另一位伴侣在界定仪式中担任局外见证人的角色（White，2004a）。

如果我受限于一对一咨询的情境，我还可以自己担任局外见证人，在征得来访者同意的前提下，遵循界定仪式的原则，对她的叙说进行评论，并邀请她再次响应（Freedman and Combs，1996）。

罗丝与理查德

受限于咨询室的大小，在叙说与再叙说的过程中只能容纳这对夫妻和两位治疗师。我们没有单面镜的设备，所以另一位治疗师玛丽只能安静地坐在他们看不见的地方。在经过设计的时间架构下，我将一小时的咨询切分为4个阶段。在与这对夫妻进行第一阶段的谈话之后，玛丽担任局外见证人，我也会转换角色成为第二位局外见证人，一起讨论这对夫妻的故事。在这个阶段中，我们都清楚见证团队在这个咨询阶段的功能，我们的对话也很像在马克和克里斯的案例中见证团队的对话，只是团队人数规模较小。我们分享了个人的回忆，进行了假设性的提问并探讨了相关的经历。在第三个阶段，我邀请这对夫妻对这些对话发表意见；最后，我们4个人都分享了这次咨询过程对我们的帮助。过程的录音记录则让这对夫妻带回家。

杰玛与莎莉

我很讶异杰玛一开始就预约了两次咨询,并由朋友陪同前来。通常来访者会由亲友陪同前来,咨询时会让他们在咨询室外等候。其他人的在场常会给来访者造成压力,导致他们斟酌所分享的故事,有时甚至刻意隐瞒,这会耗费更多的咨询时间。如果来访者希望朋友在场,在经过确认后,我会欢迎这位朋友的加入,让他坐在来访者的视线之外,多少假装这位朋友并不在场。我现在认为这反映了以治疗师为中心的假设,认为来访者来是要跟"我"谈话的,而他所邀请的来宾应该安静无声地坐在后面。莎莉和杰玛给我上了一课。来访者在咨询室内的陪同者对他而言是重要的,也得到了他全心的信任。这样的陪同者的重要性和他对来访者生活的了解,对于来访者和治疗师而言都是可贵的资源,在咨询过程中,陪同者的帮助可以免除治疗师的自我中心。我赞同哈琳·安德森(Harlene Anderson)的看法,她在这次咨询结束之后大约一年后所出版的书中提到:

> 朋友常与我们的问题以及我们想要解决问题的尝试密切相关……也许出于专业对于保密和界限问题的考虑,我们常遗忘或忽略来访者的朋友所扮演的功能。我自然而然地会将来访者生命中的重要他人包含在治疗对话当中,他们之间的对话对于双方和我而言,都是重要的资源。(1997)

我在咨询过程中自发地邀请莎莉参与治疗对话。她沉默而专心地聆听,未曾挪动椅子、咳嗽或是做出其他干扰行为。我突然意识到她的敏锐度,也许这使她足以胜任更主动的角色。我想,如果未曾了解怀特"界定仪式"的概念,我是否仍会冒险尝试?但我接着想到,莎莉可以和我组成局外见证人团队。她并非专业治疗师,而我当时只有由治疗师担任局外见证人的经验,但这真的有这么重要吗?我在接受怀特训练的过程中,第一次担任局外见证人时也没有经验,我有时会说错话,但都会得到其他团队成员的修正。通过主导对话过程和对莎莉的提问,我引导她合宜地参与进来。我必须为咨询过程负起全部责任，治疗技巧的运用是很重要的。非结构式的自由讨论可能对杰玛有所帮助，但容易沦为朋友私下的讨论。在咨询过程中，莎莉作为杰玛朋友的身份即刻发挥了效果，她响应了我的邀请，对杰玛所分享的故事进行反馈，同时也融合了她在咨询室外对于杰玛的了解。虽然并非自愿进入咨询室，但莎莉指出了杰玛的想法，并激发了杰玛在咨询过程中勇敢地面对问题。

咨询过程的影音记录

在叙说与再叙说的过程中，录音录像很有帮助，但绝非必要。实施的过程必须谨慎小心。来访者在第一次咨询时敏感易伤。他们带着忧虑前来，进入一个陌生的空间，与一个他们视为权威的陌生人相处。事实上，对来访者而言，咨询师站在权力的位置上，所说的内容常是不容质疑的。如果我提议录像，并解释其背后的用意，这可能立即使来访者陷入两难。如果他们对于这样的提议感到不舒服，拒绝是困难的；如果他们不情愿地接受了，他们会很难信任咨询师，并在咨询过程中难以真正放松。我需要在咨询过程中判断录音录像对于特定来访者而言是否合适。来访者可能是在其施暴或粗心的伴侣不知情的状况下前来求助的，录音带或录像带可能会泄露咨询的过程，并造成危险。讨论青少年子女教养问题的父母可能担心录音带或录像带会被发现。我通常会在第一次咨询接近尾声或是第二次咨询之时才会提起影音记录的问题，请来访者回去思考，并在下次见面时再告诉我他的决定。有时，来访者开始时会同意，却在稍后改变主意，但大部分的人会希望保留影音记录；一旦开始咨询，他们就会忘记机器的存在。影音记录是属于来访者的，如果我想保留备份，也必须得到他们的同意，文字形式的记录也必须采取同样的保密措施。

小　结

当人们开始认同过去未曾诉说的支线故事时，可以通过治疗师组织局外见证人团队来丰富叙说过程。咨询过程可以以界定仪式的形式，由见证人团队分享他们对于来访者生命故事的看法，来访者在一旁聆听，接着团队成员聆听来访者对于他们响应内容的反馈。整个过程必须由治疗师掌控，并依循特定程序。局外见证人的功能是：分享因来访者叙说而忆起的个人生命经验、丰富并增强来访者的生命故事。无法组成见证人团队的咨询师可以以不同的变通方式进行，例如邀请来访者的朋友或亲人参与咨询或治疗过程，或亲自担任局外见证人。

第八章　叙事治疗实务一：抑郁的治疗与受虐经验的复原

本章及第十章将说明本书中其他章节所提及的理念和实务技巧，但有部分内容无法涵盖在内，比如界定仪式，因为我在工作中较少有机会运用，因此并未在此呈现。许多治疗师都有类似限制。我之所以选择以下案例，是因为我相信，即使受限于环境，叙事治疗的方式仍然可行。

在我的实践经验中，我常对来访者和自己的表现并不满意，但在以下案例中，叙事治疗发挥了功效。以入门书而言，介绍如何发挥治疗效果能比说明治疗师的限制带来更大帮助。

本章描述了我对两位女性的治疗。身处于男性文化中，我对她们的看法可能在无意间受到某些假设和行为的影响，因此我鼓励读者对此保持觉察。

克拉拉

克拉拉在4个月之内进行了8次咨询。在第一次的咨询过程中，她哭泣难言。克拉拉在手术病房担任护士已有数年之久，但因为抑郁症及压力的缘故不得不放弃她所热爱的工作。大约有一年的时间，她很喜欢目前所担任的饭店高级服务员的工作，这使她在没有过大压力的情境下，得以保持与人的接触。但近来因为抑郁症状的复发，她觉得工作压力愈来愈大，她感到疲惫、缺乏活力。有时她甚至难以外出工作。她吓坏了，因为这在目前的生活中是毫无来由的。她与第二任的丈夫婚姻生活美满。多年来，他与她和前夫所生的两个儿子相处愉快。要离开护士工作时，她曾接受过几次心理咨询，当时的治疗师告诉她，她的问题在于长久以来想要努力取悦别人。克拉拉接受了这个"专家诊断"，并且认为她过度想要取悦别人的模式来自于童年时期的低自尊。她认为自己愚蠢、没有吸引力，像个失败者。她怀疑自己是否可能改掉取悦别人的毛病。我说我们可以对此进行讨论，但我同时好奇，她过去是如何胜任手术室护士这么高压力的工作的。她当时如何调适抑郁与压力？现在的她又如何应对工作上的忙碌与责任，而不让抑郁和压力再次结束她的工作生涯？克拉拉说，在从事护士工作时，她只是压抑它们，所以最后除了离职外别无选择。她的主治医师开给她抗抑郁剂，说她可能需要连续服用 5 年的时间。在逐渐好转之后，她开始了新的工作，并乐在其中。然而，她不愿意依赖药物，因此很快便停药了。两周前她告诉了医师，医师立刻开了同样的药物给她，这使她感到受挫和失败。我尝试询问她是否了解抑郁症可能是生理因素而不是心理因素引起的？在经历了抑郁症的影响之后，她曾考虑过这样的可能性，因此才会去看医生服药，并恢复原来的生活。所以她也许已经找到不让抑郁症控制生活的方法了。我答应给她一篇解释抑郁心理、生理因素的文章，并预约在一周后进行会谈。

叙事的元素

同理的倾听在第一次咨询中特别重要。我必须引导，并小心不打断来访者对于问题影响的完整叙说，避免增加克拉拉的压力。我给予她空间，让她在准备好时进行叙说。对问题的命名是依据克拉拉的语言"抑郁"和"压力"，我运用了外化的理念，以便克拉拉在未来得以区分问题和自我认同。我尊重她前任治疗师的想法，童年经验可能影响到现在的状况，但仍坚持聚焦在特殊意义事件上，询问她过去战胜抑郁的经验，而非继续讨论抑郁如何成功地控制了她的生活。吊诡的是，特殊意义事件的线索同时呼应了她的主线故事。对抗抑郁的过程使她得以维持工作，但也使她因服用抗抑郁剂而产生失败感。通过外化她内在的论

第八章 叙事治疗实务一：抑郁的治疗与受虐经验的复原

> 述——"孤军奋战＝坚强，接受帮助＝软弱"，我鼓励她重新检视这些来自社会文化的想法。通过提供替代性观点重新检视一个人服用抗抑郁剂是否意味着他是失败者？我同时挑战了咨询界普遍的观念，即服用抗抑郁剂会延误解决真正问题的时机（Hammersley and Beeley, 1992）。通过提供文章平衡呈现对于抑郁症的多元观点，我避免了将自己的观点强加在来访者身上。

一周后，克拉拉仍然流泪不止，但能够有较多的叙说。她描述自己与丈夫几年来因为与大儿子的紧张关系而引起的焦虑。她也告诉我 4 年前她的父亲在另一个城镇就医后突然过世，使她来不及送父亲最后一程。在手术室面对病患死亡的工作经历使她对父亲的死感触极深。克拉拉与母亲一向关系不佳，因此母亲直至现在仍不肯透露父亲墓地的位置。在这一连串事件之后，她就开始产生抑郁。我询问克拉拉，对她而言，抑郁在此时侵入生活对她而言是个谜团，还是可以理解的；她对这一连串事件的反应是奇怪的，还是自然的。克拉拉说，她觉得自己的反应是自然的，而且抑郁与这些事件有关。我请她试着形容母亲的行为。但这对克拉拉而言很困难。我坚持着，并询问她，母亲的行为是仁慈的，还是冷酷的？是善意的保护，还是无情的举动？这样的行为是出于铁石心肠，还是体贴、健忘、误判？克拉拉突然了解"冷酷"是贴切的形容，其他批判性的字眼似乎可以用来形容她与父母亲互动的经历，特别是与母亲的关系。小时候，她的父母以严苛的方式管教她，这跟她朋友的父母很不同。我们约定在下次咨询时回顾她与父母亲的关系。最后，我以一个在电视上听到的小故事作为结束：吉米·萨维尔（Jimmy Saville）曾在一个现场直播的节目中接听了一位女性打进来的电话，他很快意识到她正在哭泣，她说，她的儿子刚刚去世。他回应说："那么整个英国都是他的墓地，这是多么棒的墓地啊！"这样的说法似乎安慰了这位女士。克拉拉的故事使我想起华兹华斯的诗句（1904）：

> 她静止不动，失去所有力量
> 她不听不闻，视而不见
> 伴着岩块、石头和树木
> 随着地球日夜转动

我想，克拉拉和大卫也许可以创造一个仪式代替他们曾经错过的葬礼，我告诉他们，在咨询中，曾有一位来访者为在国外的妹妹设计了一个仪式。克拉拉很喜欢这个提议，也提到曾看过朋友洒骨灰作为告别式的一部分。

叙事的元素

我继续在咨询中运用外化的语言。克拉拉开始通过行动蓝图与意义蓝图叙说她的故事：她儿子的问题、父亲过世以及当时的情况，还有她母亲的行为对她所造成的伤害。此时仍是咨询的初期阶段，因此我并未在特殊意义事件的线索上有所着墨，但通过"命名"的过程鼓励了克拉拉定义、厘清她对于母亲行为的想法和感受。这也同时鼓励她开始叙说支线故事，将自己对于这一连串事件的反应视为正常的，并赋与故事情节不同的意义，如重新看待母亲的冷酷行为。我分享"整个英国都是所爱之人的墓地"这样的意象，开启了新故事发展的可能。我们讨论的仪式的创造也提供了新的可能，通过叙说的过程，可以替代无法参加葬礼的旧故事。她对仪式的构想和行动可以协助她度过现阶段的悲伤。

在第三次咨询时，克拉拉已经没那么沮丧了。她提到对父亲的复杂情感。他总是严厉而疏远地对待她。她仍在哀悼父亲的死亡，但现在她相信自己终究能够不再悲伤。现在主要的烦恼是"低自尊"。长久以来，她的自我评价十分负面。我说，我们要求她挑战一些困难之事；接着我邀请她提供至少3个认识她的人会喜欢的她的部分。这对克拉拉而言的确十分困难。一开始她回答说，她不知道别人会喜欢她什么，但接着她惊讶地发

现，自己能够回答这个问题。她不会说长道短，她是个小心谨慎的驾驶员，她总是能够冷静面对别人侵略性的言行。她也很独立；有时，她发现要接受丈夫的爱与保护是件困难的事，因为从小到大她都必须靠自己。我们同意讨论她与父母的关系及其对她成年后生活所造成的影响，以及这段经验对她的意义。我对她解释，在我的经验当中，重新检视过去经常可以发现某些被遗忘的部分，这或许有助于应对当前的问题。

> **叙事的元素**
>
> 克拉拉继续叙说她的故事，以上简短的摘述无法表达咨询过程中缓慢、沉默的氛围。克拉拉的叙说过程弥漫着"不喜欢自己"的主线故事。但令人感到乐观的是，她在咨询过程中表现出，她相信自己能够承受父亲过世给她带来的哀伤并度过这个时期。我邀请她质疑主线故事，询问别人对她的看法，她开始叙说正向的生命故事。不再如此沮丧之后，我们将讨论她的原生家庭，这是她认定的问题根源。我的假设是非病理化的：来访者生命的支线故事会在叙说过程中得到丰厚，而使整个生命叙说朝向有益、丰富的方向发展。因此，我倾向于在接下来的咨询过程中，以非病理化的方式探索童年经验，我也将在咨询中对她坦诚相告我的取向。

在第四次咨询的开始时，克拉拉说她的心情有大幅的改善。她因为儿子的问题所产生的焦虑也有所改善。她加入了减肥俱乐部，决心通过改善外表来提升对自己的看法。儿子的一些朋友表示，因为她的家中洋溢着轻松、包容的气氛，因此很喜欢去她家里玩。克拉拉联想到35年前她去朋友家的情景。她说，自己已经成功地不让童年时期的家庭氛围在自己现在的家庭上演，她认为这是脱离父母影响的最佳证明。在我的邀请下，她详述了这些发现，并进一步认识到这些发现代表着她珍视自己的能力。

克拉拉独立坚强的特质使她拒绝依赖抗抑郁剂，她认为这种性格来自于她的童年生活。我邀请她多分享一些成长过程中发生的事，她情绪变得激动，并不时落泪。她来自于一个贫穷的工厂小镇，家里租屋而居，在那里"你必须是一个战士才能生存下来"。父亲的工作不稳定，工时长，报酬低，因此金钱在当时是个很大的问题；她的母亲也外出工作，但这在当时并不普遍，因为大部分的已婚妇女都留在家中担任全职的家庭主妇。她的童年生活十分困苦，不像她的好朋友，她从未得到过父母的亲吻和拥抱，因为她的父母认为对孩子表露感情是种溺爱，赞美则会使孩子得意忘形。她清楚记得，家人对她在学校良好的表现常以批评或冷漠应对。当她通过申请获准进入艺术学院时，她的母亲对她说："家里的开销要更大了。"家里在冬天非常湿冷，没有火炉，生病也没有特别待遇，她记得就算得了重感冒也还得上学，头痛也得要做完繁重的家务。

我询问她，如果家里的社会经济地位不同的话，她会不会有不同的成长经历，她的父母会不会有不同的教养方式？他们在管教上会不会比较宽厚、比较能体贴小孩？克拉拉说，她也常常问自己同样的问题。她描述了童年时期的一个场景，也许符合这样的想象。这是她珍藏的记忆。某年冬天，她生重病，症状是肺炎、喉咙痛且发高烧。医生坚持说她必须回家休养，并注意保暖。她的父母在比较温暖的厨房为她做了一张便床。有一天早上，她单独在家，突然觉得口干舌燥。虽然又病又晕，她仍得自己起身喝水，并且把空杯子放在床边。后来父亲回家吃午饭，看到空杯。克拉拉解释，她必须喝水，但又太虚弱无法把杯子放回去。父亲不但没有如她预料的责骂她，反而说，如果他早点到家，就可以帮她倒水。这是她整个童年时期里唯一不符合问题故事的记忆。父亲的这句话陪伴了她一辈子，这是他爱她的证明。

她没有关于母亲这样的回忆，克拉拉相信这是因为她看不起自己。我提到伊冯·多兰的疗愈信件。人们写信给要间接为儿童性侵害负起责任的人（Dolan，1991）。我好奇克拉拉会不会想要借用这样的方式来处理受到忽视的情况。我们同意在下一次咨询时进行讨论。

第八章 叙事治疗实务一：抑郁的治疗与受虐经验的复原

> **叙事的元素**
>
> 在前一次咨询过程中，克拉拉的表现透露出她非常期待能叙说自己的故事，但目前为止，叙说仍不完整。虽然说出某些想法和行为显示她逐渐看重自己，例如不会使原生家庭的氛围再次重演，但我不会在整个咨询过程中绕着这个主题打转。这些"当下"的特殊意义事件并不足以对抗长期以来的自我批判。它们是短暂的，缺乏联结过去与现在的历史背景，因此我鼓励她谈谈童年生活。克拉拉的生命故事充满艰辛与困苦，但与父亲之间的特殊意义事件是她35年来珍藏的记忆，并支撑她相信父亲是爱她的。这相当令人感动。但这是单一孤立的情节，无法串成支线故事。我必须小心，不去忽略她父母对待她的方式，而一意孤行地寻找特殊意义事件。这对来访者将是非常不尊重的，只是炫耀了"我有较好的知识"而已，因为这样做的理论基础是："叙事告诉我，与问题故事矛盾的情节永远存在，如果我够坚持，克拉拉会记得母亲爱她的故事，也会有一大堆的故事证明她的父亲是爱她的。"正相反，我让她以不同于主线故事，即受到父母亲忽略及嘲弄的方法去重写她的生命故事，想象性的写信过程，最终可能使她叙说不被父母所爱的故事，但却不至于造成负面影响。

下一次咨询时，我解释了多兰的"信件治疗"，我们讨论了几种她可以尝试的方法。她同意考虑这样的提议，并且在下次咨询时让我知道她的决定。

> **叙事的元素**
>
> 在建议克拉拉可以考虑撰写治疗文件时，我将这个提议背后的理论和做法透明化。我确保在两次咨询之间，让来访者有足够的时间去思考和选择。

在下一次的咨询中，克拉拉说她不喜欢写信治疗的提议，所以我采取了不同的方式增强她对于过去的改写。她从未得到父母亲的关爱，但在她的早期经历中，有什么人是关心她的吗？曾有人重视她并以行动表示吗？克拉拉立即想到两个人：她的美术老师和祖母。老师曾认为克拉拉有艺术天分，并在课堂和生活中对她悉心指导。她借给了克拉拉许多关于伟大艺术家的书籍，带她去伦敦美术馆，每周在家中个别指导她，她们会画画、聊天。这是克拉拉儿时最美好的回忆之一，她常因过度投入而忘记回家时间。美术老师是和蔼可亲的人，克拉拉一直很感谢她，如果不是这位老师，她不会申请就读艺术学院，或是知道自己有艺术天分。这个发现给她带来了终生的乐趣与满足。我赞扬克拉拉，并询问她，老师从她身上得到什么？认识她，为老师带来了什么样的影响？除了艺术天分之外，她身上还有什么特质使得老师愿意这样对待她？那些私下的美术课程和去伦敦美术馆对这位老师而言有着什么样的意义？在绘画和参观美术馆之外，克拉拉个人的特质又是如何丰富了老师的生活？对于克拉拉而言，这些她从未思考过的问题很难回答。她从来没有以这样的角度思考过这段师生关系。我询问她，如果奇迹发生，这位美术老师现在就在咨询室里的话，她会怎么回应这些问题？克拉拉回答说，老师可能会说：克拉拉对艺术的热情，以及将老师视为朋友的态度对老师而言是重要的。老师可能因为独居而感到孤单，她是一个"传统而对人有所保留"的人。她们曾开怀大笑，也曾进行严肃的讨论。克拉拉认为，这对老师而言可能很重要。我说，我脑海中有个鲜明的画面：两个不同代际的女人忘情地谈天、大笑、一起进行创作，这些为两个人都带来了莫大的满足，让她们忘记了时间的存在。

克拉拉的童年还有类似的回忆吗？有的，她的祖母对她总是友善而关怀。克拉拉记得，她是寡妇，跟一位从事保险业务的"男性朋友"同住。他总是开着闪亮、有皮椅的汽车接克拉拉到祖母的住处，3个人一起喝下午茶，然后再开车送克拉拉回家。有几个周末，她在祖母家过夜。在她详细描述这些回忆时，我鼓励她思考自己对于祖母生命的贡献。她是否要保留这些栩栩如生的回忆？她是否要通过这几个人的观点来看待自己？如果祖母和美术老师看到现在的克拉拉，她们还会认为这是她们当时珍爱的女孩吗？克拉拉因为这些人在她生命中仍占有一席之地而深受感动。

> **叙事的元素**
>
> 通过放弃写信的提议，我以行动证明，我相信克拉拉知道在治疗过程中什么元素对她有益。我鼓励她回想在过去生命中曾经有谁接纳她，通过"重新入会"的对话（详见第九章），我对于她认为"受到父母伤害"的想法继续表达尊重，但也同时挑战了她的问题故事。她说因为父母不够爱她，因此证明她不值得被爱，任何她所得到的注意都只是出于他人的善心。我的问题是："你为她们的生命带来了什么样的贡献？"以及"她们为你的生命贡献了什么？"我试图帮助克拉拉与这些生命中的重要他人再次重逢（White, 1989；1997b；2000），并使她们再次回到当下的生活中，成为她的生命资源，证明她曾经被爱过，也值得被爱，以及她对她们的生命有所贡献，而且她仍然持续拥有她们所珍视的这些特质。

克拉拉在第七次咨询中提到父母亲对人的"不信任"：他们内向、少与人往来、对人疑神疑鬼。她以此为这次咨询的主题。她发现自己也有信任的问题，部分沿袭自父母，部分来自受到他人背叛的经历。她不喜欢这样的性格。我请她思考，即使受到父母亲的影响，生命中是否曾有她信任的人？她再次提到小时候的朋友珍妮特。曾有一次，珍妮特的母亲在她将床单弄脏后，开开心心地清洗。克拉拉的妈妈在同样的情况下则会严厉责备。这个事件使克拉拉了解，有人是值得信任的——他们不会因为不小心的意外而去责备人、使人难堪。克拉拉也提到在生命不同时期她所信任的人，而他们也没有背叛她的信任——她的美术老师、祖母、珍妮特、现在的两位好友，以及她的丈夫，等等。她对自己"不相信人"的评价，开始修正为：她是可以相信人的，但只要受到严厉责备，她就会开始小心翼翼。

> **叙事的元素**
>
> 我选择不去外化"不信任"。克拉拉记得父母是以内敛、吝啬来表现这样的特质的。我不希望以语言暗示这是他们无法掌控的人格特质。我不知道克拉拉再次记起关于自己能够信任他人的回忆,对她是否会带来帮助。这次咨询大部分在引导她看到自己生命中能够信任他人的特殊意义事件,并将童年及现在不同的情节串成支线故事。

在第八次同时也是最后一次咨询中,我鼓励克拉拉谈论她与丈夫的关系。虽然她有些害羞,但仍然详细描述了他们的故事:她对他的第一印象;丈夫认为她很有魅力,并爱上了她,两人决定共度一生;以及这些经历对她的意义。通过几个重要他人对她的观点,克拉拉开始能够较为正面地看待自己,在咨询过程中有较多的喜悦、自我接受和幸福感。在结束前,我们同意,在她需要时仍可再次前来咨询,但后来她并未再寻求帮助。克拉拉在回复同意本书引用她的故事时,附上了一张纸条写道,她"现在过得很好"。

> **叙事的元素**
>
> 这次的咨询是仪式性的肯定与祝福,在结束时,通过问话,我引导着克拉拉叙说丰厚的生命故事。她不再抑郁,享受着工作,她也脱离了负面自我观感的控制。

露　　丝

几个月前,露丝4岁的儿子汤姆因为便秘就医,医生发现他有受到性侵害的身体迹象,于是转介这个孩子做进一步的检查,并询问露丝在家人

第八章 叙事治疗实务一：抑郁的治疗与受虐经验的复原

或朋友有没有人可能是加害者。出于震惊和恐惧，露丝说她32岁的表哥特里可能是嫌犯。特里或他的妻子有时会在露丝和丈夫外出的时候照顾汤姆。医生建议在检查报告未确定之前，不要再让汤姆和特里独处。特里原本会在隔天晚上照顾汤姆，但是当露丝告诉丈夫医生的怀疑时，他们马上取消了这个安排。这个变动使特里觉得很奇怪，结果露丝的丈夫就告诉了特里真正的理由。特里对这个"指控"反应惊恐，他们的电话交谈是以特里将电话摔在地上作为结束的。之后，特里告诉了太太这个经过，接着打电话给家族中其他人和他的父母，表达他的愤怒。两天后检查报告出炉，医师观察的结果是，该症状不过是由便秘引起的。露丝和丈夫登门道歉，但特里和他的妻子仍无法原谅他们。同时，特里的父亲告诉了露丝的母亲这件事。特里在家族中很受喜爱，露丝很快发现自己成为了众矢之的，即使是丈夫也不明白露丝为什么会在第一时间怀疑特里，因为还有几个人也会照顾汤姆，包括他们雇用的不太熟悉的保姆。露丝不断向特里、他的父母和自己的父母亲道歉，但仍未得到谅解。所有的人都很生气，无法原谅她。这使得露丝想到许多过去受到父母贬低的经验。她在3个孩子中排行老二，并且是惟一的女儿，特里经常来她家，她常觉得自己有3个兄弟。整个童年时期，她都与他们相处在一起，常常被毫不留情地嘲笑捉弄，她一直觉得父母偏袒这些男孩子。

我询问她，如果没有告诉医生她对特里的怀疑，而让他继续照顾汤姆，又确实有虐待发生，那会如何？哪一种情况更加严重？是毫不犹豫地保护孩子，还是冒让孩子受伤的风险而假装不去怀疑？露丝说她从未以这样的角度思考，但显然后者严重多了。我问她要如何让家人由此角度明白她的选择，她说不知道。无论如何，问题的症结在于她提到特里——但她不是在指控他性侵害，可是他和家人都不明白这一点。

她怀疑特里不是没有根据的。在她14岁、特里18岁那一年的一天下午，他们去一个朋友安迪家，当天他的父母不在。这群年轻人大肆搜寻酒柜，边听音乐边喝酒，几个小时后，他们全都醉了。安迪说他房间里有一张很好听的音乐，但他不确定在哪里，于是三人就一起去他的房间寻找。

可进到房间之后,安迪就将露丝压在床上,脱掉她的衣服强暴了她,整个过程中,特里一直站在房间门口观看,而她因为不胜酒力而无法反抗。

之后,仍带着酒意,特里和露丝一起走回家。在路上,特里把她拉进巷子里,并开始抚摸她的身体,但露丝要求他停止,而他也遵从了。回家后,露丝直接上床睡觉了,特里告诉她的父母她只是头痛。那天之后,他们两人都不再提起此事。这是露丝第一次说出这件事。她说她很高兴能说出来,像是卸下了心里的重担。

咨询接近尾声,我谢谢露丝信任我,告诉我这个使她痛苦的秘密。我建议,下次咨询时,她可以谈谈其他受到侵害的女人会不会揭发这类遭遇,及如何找出解决冲突的方法。过去在有类似遭遇的女人前来咨询时,我这里有几本关于如何克服性侵害影响的书籍,对她们有所帮助,其中有一本书甚至讨论到露丝所面对的两难处境(Dolan, 1991)。

叙事的元素

本次咨询重点在于让露丝说她的故事。我请她静下心来思考,如果没有举发特里而他真的虐待了汤姆,她会有何感受,我提醒她这种可能性的存在。我故意以"侵害"来命名这两个男孩的作为(White, 1995a)。我透明化了我的意图,通过问话带来思考,在未经她同意之前就讨论这些主题。我强调她有权选择,并尽可能使她确信,向男性治疗师咨询不会重现男性在侵害事件中所扮演的主导角色。

下次的咨询中,我们讨论了是否要说出当年的事件,但露丝不想让家族知道为什么她要告诉医生可能是特里。特里的父亲心脏不好,如果知道12年前自己的儿子所做的事,可能会危及他的生命。露丝对于整个不公平的状况感到怨愤而受挫。我们讨论了写信给特里会不会有所帮助。信件内容将是关于邀请他与露丝碰面,提及12年前的事件,使他明白自己的责任,为什么露丝会在现在有这样的反应,并请他停止在家族成员面前批评

她。在信件完成后，如果她决定不要寄出，她仍可保留这封信，提醒自己无须在意这些批评。露丝喜欢这个提议，她也开始思考是否要写信给父母，抗议他们对于她的忽略。我建议她花点时间思考各种可能，想想是否还有更好的方法。我提供了多兰的侵害复原量表（Abuse Recovery Scale）让她带回去完成，并解释许多女人以此方式确认了她们克服受虐待后遗症的程度（Dolan, 1991）。

露丝说，我前一次咨询以"侵害"来描述表哥和朋友对她的作为，为她带来了巨大的变化。她从未以此角度思考这件事，她对我的说法很惊讶，但仔细思索后，她同意，这的确是一种侵害。

叙事的元素

本次咨询重点在于与露丝讨论书写治疗文件的可能。我持续透明化这个建议背后的想法和原理。露丝将写信的对象扩展至父母，这使我明白这个提议对她而言是适切的。她认为我将过去两个男孩对她所做的事称为"侵害"改变了她的观点，这使我更确信叙事治疗中"命名"的力量与重要性。

在露丝的治疗过程中，第三次的咨询有着重要的地位。我将我们的对话节录如下。这是我在治疗后写下的笔记，虽然并非字字精确，但露丝确认，当中的次序、语调和内容大致无误。

治疗师：伊冯·多兰曾提及，有些女人发现陈述信念或被人提醒事情的真相是有帮助的。她们会写下简短的声明，可能是几个字，也可能是几句话，来表明她们知道是谁该为侵害事件负责。一旦她们再次回到"事件的发生是我的错"这样的想法时，就要不断阅读这些声明，或是将之记在心中。她们可能会写"错的是他，不是我"，或是"不该责怪受害者"，等等。

露　丝：我真的觉得那是我的错。

治疗师：噢，抱歉，我可能进行得太快了。所以你觉得你该为那时候受到侵害的事件负责？

露　丝：我不应该喝那么多酒。如果我没那么醉的话，一切就不会发生了。我也没有做任何事情阻止安迪——在他强暴我的时候；而特里站在那里看的时候，我只是躺在那里。我应该要说些什么或做些什么。我喝醉了，我们都喝太多了。

治疗师：我可以询问当时发生的事情吗？我们可不可以看看整个事件发生的过程。我不是指安迪做了什么，我不会问这样的问题——我会问整个事件的前因后果。

露　丝：好，没关系。

治疗师：如果你觉得压力太大，我们随时可以停下来，好吗？只要让我知道就可以。

露　丝：好。

治疗师：你们三个一起去安迪家，先是听音乐，然后你们开始喝酒。你记得是谁开始从酒柜拿酒的吗？是谁先开始喝酒的？

露　丝：是安迪。他打开酒柜，拿了很多瓶酒出来。

治疗师：你们是怎么喝醉的？是你自己一直不停的倒酒，还是有人不断地劝酒？

露　丝：我想安迪倒了最多的酒。他不断地往我杯里倒酒，并要我喝完。特里也有，但我觉得安迪倒得最多。

治疗师：你喝了什么？

露　丝：我不知道。什么酒都有吧。我觉得有很多酒很难喝，但还是全部喝完了。大概有伏特加、威士忌这类的酒，还有一些啤酒吧。我们喝了一下午。

治疗师：这是你常做的事吗？还是说，这是一个特例？

露　丝：不，不，我从来没有这样过。我那时只有14岁，我不喝酒的。我想我是想证明自己长大了吧，所以那时才没有拒绝。

治疗师：特里和安迪知道你并不习惯喝酒。

露　丝：是啊。

治疗师：他们是两个人，而你只有一个人。两个快要20岁的男人，和一个14岁的女孩。他们呢？

露　丝：什么意思？

治疗师：他们常喝酒吗？

露　丝：他们常跟朋友去酒吧，我想他们很会喝吧。我想他们很习惯喝酒。

治疗师：我想确定一下。有两个年轻人知道酒喝多了会怎么样。他们一整个下午在家里喝酒，没有成人在场，他们不断向一个没有经验的14岁女孩灌酒，还混合啤酒和烈酒，让她喝到不省人事？

露　丝：是的，没错。但他们也喝醉了。他们也喝醉了。我不该让自己陷入这样的情况里的。

治疗师：特里是你的表哥，是你的亲戚。他几乎就像是你的亲哥哥，是吗？

露　丝：是啊。

治疗师：一个男人是不是该保护比他小的女孩？或者当她身陷险境时，他可以什么都不做？

露　丝：他应该保护她。

治疗师：可能"表哥"的关系有点远。但是不是所有的男人都有责任保护女人？甚至我们都有责任照顾别人？你觉得呢？

露　丝：是，我们都有责任。

治疗师：特里尽到照顾你、保护你的责任了吗？

露　丝：没有，他是共犯。事实上他并没有强暴我，他只是，他只是冷眼旁观。

治疗师：他还是你的表哥。也许这让整个情况有些不同。看着他的朋友强暴他的表妹？

露　丝：我记得……（描述事件过程的细节，以及在意识模糊的情况下，看见特里站在门口看着。

治疗师：他没有尝试阻止安迪？

露　丝：没有。

治疗师：他有没有出声阻止？

露　丝：没有，他就是看着一切发生。

治疗师：所以他允许这样的事情发生。甚至还有些鼓励的味道。他没有出声阻止，没有求助，也没有保护你。他不是也有责任吗？这件事全是安迪的错吗？

露　丝：不。我了解你的意思。特里就看着这一切发生，所以他也有责任。

治疗师：也许侵害的形式包括没有阻止强暴发生，或是没有尝试阻止事件发生。

露　丝：对，没错。

治疗师：所以看着别人被强暴实际上也是侵害的一种形式，这样的描述符合这个情况吗？

露　丝：是的。

治疗师：让我想想，你跟安迪很熟吗？

露　丝：很熟。他是特里的朋友，所以我常会看到他。他常跟特里一起出现。

治疗师：你有单独跟他相处过吗？

露　丝：有。他还不错，我挺喜欢他的。

治疗师：在你认识他的那段时间，与他独处的时候，他有让你不舒服吗？也许是身体的碰触，或是黄色笑话、性暗示之类的。

露　丝：没有，我记得没有。他人很好，大概比我大五六岁，我还很年轻，他比特里还要大一点。我那时看起来就是一个小孩子。

治疗师：所以你没有任何理由会知道，跟表哥一起去他家会是一件危险的事？我说对了吗？在这个事件之前，你和这两个人相处的经验都是愉快的。也因为特里是你的表哥，他就像是你的哥哥一样，所以你甚至可能觉得跟他们出去是很安全的，是吗？

露　丝：是，我觉得跟他们在一起很安全，我从没想过会发生这样的事。

治疗师：让我跟你核对一下，好吗？你在此之前对于特里和安迪的了解，让你感觉他是可以信任的。你跟他们的相处经验让你相信跟他们一起喝醉只是一个恶作剧，是件好笑的事？

露　丝：对，只是觉得很好笑。

治疗师：所以虽然安迪一直对你灌酒，你还是不觉得有必要担心。一起喝醉虽然很傻，但却是无伤大雅的玩笑，一点也不危险。你一点都不怀疑跟着他们两个人去安迪房间会有什么不妥，就像安迪说的，只是去找张专辑而已。只是当他把你压在床上的时候，你才开始担心，但为时已晚。安迪是个孔武有力的男人，而你只是一个没有经验的小女生，而且还喝醉了——还有，他们可能根本是故意的。这两个男人根本不值得信任，我说的对吗？

露　丝：我从来没这样想过。我从来没想过他们可能是故意把我灌醉的。

治疗师：我们不知道他们是不是早有预谋——也许这样的猜测没有根据——也许他们只是一时糊涂。但是，我仍在想，他们酒醉的程度和你一样吗？你醉到回家只能直接上床睡觉，但是特里还有办法跟你父母说话，还编了借口说你头痛。在巷子里，当你喊停的时候，他就停下来——这是特里和安迪的不同之处。同样身为男人，我认为安迪根本不像你想象中那么醉。他应该还可以控制自己。完全喝醉的男人是很难发生性行为的。莎士比亚说，酒醉会增加性欲，但会夺走性能力。也许安迪强暴你就显示他当时并不是你想的那么醉。

露　丝：所以你的意思是这件事错不在我，是他们的错？
治疗师：没错，我正是这个意思，但我想要促使你看到这些证据，而不是因为我这样想，你就必须这么认为。

在稍后的咨询中，露丝告诉我，她现在对于这两个人对她做出的行为有了全然不同的看法。她承认，他们才是该受责备的人，而不是她自己。这使她从罪恶感和自责的束缚当中解脱，并且重新检视了特里在整个事件中的角色，这使得她更能体谅自己向医生举发他的行为，她也更有能力反抗亲戚要让她感到愧疚的意图。

叙事的元素

我想以提供个人创作治疗文件作为开端来增强露丝的认识，让她明白她无须为受到性侵害的事件自责，但却发现时机并不成熟。她仍然责怪自己。受害者无须为侵害事件负行为责任的信念让我有信心解构整个故事，以替代性故事取代记忆中的问题故事。也许我使用了过多直接的提问促使她重新思考，但整体而言，我检视她的意义蓝图，邀请她确认或驳斥我的描述。我试图表现出"正是如此，不是吗？"甚至是"是的，不过……"的态度（见第五章），并促使她回应。我必须牢记治疗师的权力地位可能使露丝难以拒绝、反驳我的说法，但她认为自己必须为受到侵害负责的想法显示，在必要时，她会毫不犹豫地纠正我的说法。在这个重新建构的对话过程中，露丝和我共同创作了这个重新叙说的故事，我不断与她核对信息，并通过她原本并未注意的细节串出支线故事。对话结束后，她询问我的观点，我也违反了传统治疗中应把问题再交回来访者手中的金科玉律，而是告诉她我的观点，例如：适当的回答应是"你认为呢？"我认为，开放的态度就是坦率、透明，展现一致性，而不是和她玩心理游戏，也不是在我们的对话中，为了坚守自己的角色而放弃应负的责任。稍早前，露丝曾希望我说出自己的看法，我也同意

> 了，但第一步应是先引导她参与这个事件的重新叙说。无论如何，她也知道了我的看法，从我开始引导她写"信念宣言"就已暗示了我的立场，但当时并未引起她的共鸣，如果当时与她争辩，那将是权力的误用。在对话末尾，我的立场使得露丝思考她所说的情节所显示的意义。

在第三次咨询之后，咨询的主轴从性侵害事件、要不要揭发过去的两难局面，转移到她从过去到现在与父母的关系上。因治疗对话的启发，她写了一封信，说明她整个人生如何受到他们偏袒兄弟、对她疏忽的影响。她让我阅读这封文情并茂的信。我们讨论了她因无法如自己所期待的去爱父母而产生的罪恶感，以及想到自己是女孩而令他们失望，甚至造成他们婚姻冲突的罪恶感。咨询结束后，露丝说觉得自己宛若新生，她提升了对自己的看法，看清了家中对她不当的对待和不公平，也能够认识到存在于自身的能帮助自己克服种种困难的优点。

露丝：后记

我寄给露丝一份叙说内容的复印件，请她看看是否符合实际情况，她给了肯定的回应，并谈到阅读叙说内容对她的重要性。第一次阅读时，她的心情受到影响，但第二次阅读是一种再确认："阅读时，我删掉了特里和安迪的名字（化名），在脑海中以他们原来的名字称呼他们……用他们真正的名字称呼他们使我更坚强，仿佛我可以应付任何事。谢谢你使我更坚强。"她提到最近和父母的关系开始改善，以及某些重要的自我发现使她决心改变。她说："咨询结束时，我开始以不同的角度看待每件事……我希望你可以运用我的故事帮助其他人，我现在过得很好，而且越来越好。"我竟然在无意间运用了治疗文件！她也证明了此种技巧的力量与重要性。她的信就是重新叙说的证明。在这个例子中，重新阅读的重要性不只显示在目前特殊意义事件的支线故事上，这些支线故事将持续影响她生活的各个层面，而不只限于她告诉治疗师的问题而已。

> **叙事的元素**
>
> 通过解构的对话，露丝的生命故事得到丰厚。关于受到性侵害的事件，她告诉自己的故事版本不再是单薄的自责："事件的发生是因为她不小心让自己喝醉了。"而是更符合事件"多元真实"的现象——她的表哥和他朋友的背叛、欺骗、侮辱和侵害，这完全是他们的错。通过共同撰写新故事，她得以放下罪恶感，从受到侵害的自我观点中解脱。新的支线故事成为重要元素，使她脱离原生家庭的禁锢，走向她"值得被肯定、值得被爱"的人生。

小 结

克拉拉与露丝两个人的自我认同以不同的方式受到在父母和家庭关系中所形成的问题的影响。克拉拉有负向的自我观感。露丝想要逃离不受原生家庭重视的影响，但却因受到表哥及朋友性侵害自责不已。解构的对话协助两人重新检视过去，指出他们在过去生命故事中未曾纳入的元素。克拉拉想起过去爱她的人，以及她为她们的生命带来的贡献；露丝看到她受到侵害的责任完全在于攻击者，而不是她。丰厚的过程为两个人的故事赋予了全然不同的意义，并形成新的自我认同——克拉拉了解自己是有价值、值得被爱的人；露丝可以放下罪恶感，坚强地面对今后的生活。

第九章 治疗文化的新观点

第二章勾勒出若干影响叙事治疗形成的近代西方观点。本章将延续这个主题,通过回顾怀特为后结构主义所撰写的文章,对传统治疗文化的假设提出质疑;叙事治疗的实践工作也多半衍生于此。本章最后以呈现与叙事治疗在假设上有着共同观点的非学院派心理学作为结束。

后结构主义的挑战

叙事治疗所重视的某些观点对咨询师而言虽然新颖,但他们也常发现这与他们的假设与工作方式不谋而合。

尽管卡尔·罗杰斯延用男性代名词指称来访者,但我认为他个人中心学派的概念与迈克尔·怀特叙事治疗的中心思想是相吻合的:

> (罗杰斯):我们希望每个人选择自己的价值观亦或治疗背后的假设是:如果他根据我们为他选择的价值观、规范和目标(通常是未被言说的价值观)做出选择,他的生活会更好吗?(Rogers, 1951)

> (怀特):诠释的语言必须抗拒专家知识,以前来求助的来访者为中心,考虑形成意义的社会背景,重新进行建构与修正。(White, 2000)

然而,相似也可能产生混淆。叙事治疗与其他治疗法或许强调了某些相似的价值观,但它从后结构主义的观点对传统治疗提出了强烈质疑。我并不完全同意"叙事"的理念能与所有的治疗方法产生联结(Angus and McLeod, 2004a),但矛盾的是,本书所定义的叙事治疗并不完全由"叙事"这个词来界定。同为运用来访者叙说的方式进行治疗,叙事治疗方法展现出了独特的哲学观和特有的技巧,这就是对叙事治疗的最佳描述。怀特和艾普斯顿运用的叙事治疗技术,如鼓励详细描述问题,以及探索来访者的成长史等,与其他有着类似治疗技术的学派有着不同的目的与意义。在咨询文化中,大部分的价值观、众所皆知的假设与理念,多与后结构主义的工作方式格格不入。

我想,即使是有耐心的读者也可能会对此感到不耐烦而产生拒绝,难以理解这些假设并将之谨记在心。我很能认同这一点。我发现怀特、艾普斯顿和其他叙事治疗师及实践工作者的著作都很有趣,且具有启发性和激励作用,但有时候也会引起不安。我发现不论下了多少功夫,自己仍无法完全了解这个疗法的本质。我的思考受限于我原先个人中心学派的西方人文主义论述。当自认为已经对叙事治疗有所体会,接着才发现仍存在误解时,内在的不安会油然生起,有时候会令人生气!每每在我尝试去理解怀特和艾普斯顿真正想传达的意思时,先入为主的力量就会扭曲不熟悉的事物,因而不知不觉落入既定的心态中。但令人庆幸的是,其他学习叙事治疗的治疗师似乎也面临着同样的情况。休森(Daphne Hewson,1991)就承认:"我发现,我需要时间去理解怀特、艾普斯顿所说的话……有时候自认为了解了,但当回到治疗室时,如何进行下一步的想法和提问似乎不像怀特、艾普斯顿当初讨论时那么清楚。"毫无疑问,有太多人发觉叙事治疗的理念并不那么容易理解,有时还会扭曲原意,这使怀特认为有必要重新说明、澄清:

肯:我听说你反对使用标签和药物。

怀特:真是有趣。我也听说了类似的说法。

肯:是吗?

怀特:有时我会听到我从没说过的说法,会发现某些阐述我想法的文章跟我想的不一样。(White,1995a)

叙事的隐喻通常被认为与家庭治疗的文献与实务中常用的隐喻有关联,特别是隐喻的系统与类型……但两种隐喻的系统与类型基于独特且不同的思想传统，如此合并、揉合根本不同的隐喻是徒劳无功的（1995a）。

叙事治疗的诠释读起来像是对结构主义或人本主义心理学实践的反刍与再利用……这种说法与形成、发展出叙事治疗的传统思想与实践——也就是后结构主义思潮——直接抵触。（1997b）

一直以来，这些想法与知识或实务、知识或权力关系有关……以我的观点看来，那是错误的诠释。例如……（2004a）

长时间以来，我认为叙事治疗和罗杰斯的取向类似，两者都认为来访者有能力靠自己的知识与经验克服问题，特别是因为内化他人想法影响所造成的问题。我认为叙事治疗是比个人中心学派更特别的工作方式（Payne，1993）。直到更仔细阅读怀特的著作后，我才困窘地发现，自己对叙事治疗的认识太简单，而且大错特错。

随着肯尼斯·葛根与其他社会建构论学者对其理论的发展，怀特也认为，"人性"与"自我"是社会建构出来的。个人中心学派的治疗师却认同稳定、根本的自我，以及客观、真实的，名为"人性"的实体存在（Mearns and Thorne，1999）。我尚未准备好接受怀特的论点，即便人们在他的疗程中以"强烈情绪"重新体验各种经验，并且"在治疗的互动中可能产生强烈的情绪反应"（1995a），但他的焦点并非"处理情绪"，而且不希望是：

> 我不认为我处在学术或理性的立场，但这并不意味着我受到治疗文化主流的"感觉论述"支配，按照这样的论述进行实务工作，或以符合这个论述的方式与来访者谈论生命经验。我不会响应各种煽动，以使"我自己适合""感觉论述"所要求的反应。（White，1995a）

我曾认为怀特和艾普斯顿仅想发展某种新颖、独特的治疗方式，也许是以一种非病理化的方式达到传统治疗的目标。然而，令我惊讶的是，它们跟我视为理所当然的治疗目标并不相同，这动摇了我所受过的训练，并提升了我阅读文献和与其他治疗师对话的动力。在与莱斯利·艾伦（Lesley Allen）交谈时，怀特明确地表示，他把很多公认的治疗目标称为"专制"，这与我在怀特的文章和治疗影带中看到的温暖、人道、乐观与乐于投入的怀特是同一人吗？若咨询师不致力于协助来访者发现自我、真诚、追求个人成长，成为"真实"、"和谐"的人，我不知道他们还需要做什么。即便感到迷惑，怀特的理念仍旧吸引着我。我也尝试运用他的技巧，不过这段话似乎并未考虑到成为有效率的治疗师的某些必要条件。英国咨询与心理治疗学会对于各种学派的其中一项资格认定标准是："持续的专业与个人的发展，例如定期参加训练课程、学习、个人治疗等。"但在此，怀特所指的个人成长是对于在"（心智）训练"中那些我们能"弃置……和挣脱"的理念有所反思。我不得不问自己：我应该摆脱这些态度、这些"训练"吗？这些被视为理所当然的治疗文化假设，真的是大众心理学的"暴政"反映出来的"知识阶层化"吗？（White，1995a）

> 莱斯利：我能理解协助年轻女性认识并挑战各类（神经性厌食症）自我压抑的知识是在解放她们。
>
> 迈克尔：没错。但不是解放她们，使她们成为真正的自己，而是从"真实"中解放。同时，我希望我们所讨论的观点可以支持我们抗拒大众心理学压迫人们进入"真诚"状态的强烈诱惑——这些观点会开启我们的某些可能性，帮助我们拒绝"整体性"，抗拒"个人的成长"，去除各种"真实"的状态；开启人们不去遵循规范的存在状态并努力挣脱它的可能性。（White，1995a）

后结构主义者对人文主义者的批判

西方人文主义的思想传统将个体视为一个有核心自我、能独立运作的实体。罗杰斯治疗学派与其他学派视个体为独立的单位，这都属于人文主义的传统，其治疗过程所使用的语汇习惯被称为主流的治疗论述。然而，后结构主义和社会建构论学者较重视社会与文化对个人觉知、认同与行为的影响，强调人类互动的社会结果。

怀特遵循人文主义传统——"支持来访者挑战被支配的各种行动，挑战在不同形式的歧视与压迫的人权运动中扮演重要角色。"（White，1997b）更确切地说，他现在甚至称人文主义概念为"美丽的理念"（White，2004c）。但他认为，这些主流的人文主义治疗文化假设有着明显的限制。既然这些理念体现了本质主义的人本观，这就是后结构主义者必须思考的问题，"知道并说出我们是谁的'真实'——我们存在的本质、我们的人性"的时代已经过去了（White，1997b）。此外，人文主义的观念代表了普遍存在的社会和文化假设，强化既得利益的社会机构的权利，影响人们以有缺陷的语言来看待自我。人们受到西方论述的影响，相信他们需要改变、成长及改善，接受专家所鼓吹的思想：

> 有越来越多赞同与反对真实自我本质的论述，以及关于应如何释放的赞成与反对意见。这些主张和建议在各处出现——畅销杂志、如雨后春笋般出版的自助书籍、商品、媒体广告、培训行业的促销，等等。但最可悲的不仅是大众文化的过度执迷。福柯把求真意志的提升和专业学科中人性与人类发展的元叙说（meta-narratives）的成功相联系，这些有关生命的普世理论被认为在文化、阶层、性别、种族、环境、场合、时代中都是正确的。此种求真意志鼓吹用正规的系统分析人类生命的发展，并对其做出可能的解释与简单的分类。（White，1997b）

三个限制性的假设

在《治疗师的叙说》（*Narratives of Therapists' Lives*）一书中（White，

1997b），怀特引用福柯的著作，讨论了3个他认为深入大部分主流心理学理论的相关假设，这也是他确信已成为传统治疗假设的真实或主流的假设。这3个假设分别为求真意志、压抑假说及解放叙说。这"三巨头"是怀特用来说明这些主流假设的用语，意指其共同拥有支配治疗文化的权力（1997b）。

主流的假设一：求真意志

怀特引用福柯的分析，解释了在西方文化里，中心哲学问题如何变成了"什么是真正的我们……我们存在的本质、人性。这已成为专业人士和大众文化最关心的议题"（White，1997b）。在以后结构主义和社会建构传统为基础的叙事治疗中，"什么是真正的我们"是无解题。后结构主义的思想不认为人类具有普遍的内在本质，或一个跟文化与变动环境无关的核心人性。因此，"真实的自己"这个问题是无解的。"我们是谁"是多变的，不是隐藏着等待被发掘的。在后结构主义的思想里，这项议题变成了"文化知识与常规如何形成了我们的生活模式与思想。通过后结构主义的探究，我们得以解除发现'特定的'本性的任务……"（1997b）

主流的假设二：压抑假说

怀特引用福柯的观点：由于西方文化假设相信我们具有不为自己所知的人性本质，因此西方文化要找出造成这种疏离的罪魁祸首——这个罪魁祸首是被称作"压抑"的防御机制。怀特总结福柯的论述，主张压抑假说已经形成广为流传的假设：

1. 压抑机制蒙蔽了我们真正的本质；
2. 我们真正的本质不明，妨碍或压抑我们的成长与实现；
3. 此种对成长和现实的妨碍或抑制造成了疾病，并导致"我们真诚的需求与最深层的愿望遭到挫败"。

怀特总结压抑假说：

  是压抑隐瞒了我们是谁的真相。压抑曾经不是罪恶，但变本加厉地发展……它也是阻挠了表达真相的势力。压抑使我们不能自我实现……阻碍我们过着符合人性的生活。更有甚者：我们真诚的需求与最深层的愿望受挫会导致各类疾病，压抑就更罪不可赦了。（1997b）

主流的假设三：解放叙说

  在回应西方主流思潮中"如果压抑蒙蔽了真实，我该如何了解真实的我"的问题时，怀特引用了福柯的结论："将自我从压抑的力量中解放出来。"（White，1997b）将自我从压抑中解放的"解放叙说"要求治疗师解决此假设性的问题。"很多自我及生命的现代知识与规范……都是为了过免于压抑的生活。包括人类'需求'的知识与满足这些需求的方法"（White，1997b）。怀特以人文主义观最有影响力的马斯洛所提出的需求层次理论为例（MasLow，1954）。马斯洛是中产阶级的美国白种男性，主张人类需求包含从生存到自我实现等层次，唯有自我实现的个体才是"健康的"。怀特认为，马斯洛的需求层次理论是在未受检验、文化决定、个人主义以及简化的二元论（健康的或不健康的）的情况下提出的"完人观"，受限于武断的价值导向假设——甚至具有危险性："一想到那些根据现代需求理论而被正当化的行动就令人不寒而栗。"（White，1996）马斯洛需求层次理论之立论基础为个体的自我实现，让伦理选择变得无关紧要，贬低社会组织的角色，不重视灵性经验，并为人们设立了几乎不可能达到的完美标准。

  怀特强调，人文主义理念阻碍了我们去质疑文化与社会对人类生命的影响。"就在第二次世界大战后，需求（needs）的呼声大增——包括儿童需要母亲待在家里看顾他们，不可以去工作；而男人应该外出工作！"（White，1997a）这些深入人心的假设使我们不再询问自己如何活在当下，其所赞同的生活目标是要超越当下的个人限制，奔向更能展现真实自我的美好未来。当下的治疗和生命目标美其名曰解放，但事实上却是在削弱与设限：

> 本性、压抑与心理解放的主张，让人们在追求解放时，复制了文化的"真实"认同——人们因解放自己而限制了主体性……根据后结构主义理论，不是压抑蒙蔽了真实，而是压抑假说蒙蔽了人们，并煽动人们复制被（本质主义、结构主义、现代主义、个人主义所假设）认定的（人性）真理和事实。（1997b）

治疗效果

怀特认为"三巨头"假设限制我们协助来访者自我探索，来访者自己通过重新评估他们对经验所赋予的意义如何影响了他们在咨询室的叙说，来"塑造其生活"。把自己局限在个人动力架构中的治疗师，"在不知不觉中，共谋了复制主流文化与文化默许的认同叙说，复制主流认可受人尊敬的个人特质，以及主体性"（White，1997）。身为治疗师，如果我们同意这些文化默许的认同叙说，以个体需求为焦点，我们就是在共谋、鼓励来访者追求并需要其"个人发展"的心理概念。这些观念并没有撼动、挑战、质疑社会与文化的刻板印象，也没有挑战和质疑本土的或文化或社会的政治力量在形成来访者的问题上所造成的影响。借着鼓励与加强内化及病理化看待问题的方式，我们异口同声地鼓励来访者用"过去的影响已对我造成伤害，这意味着我需要治疗"的方式定义问题。而不是"我对自己生命的叙说可以用另一个更有益的、自我肯定的叙说来代替。"

怀特并未举例，但也许接下来的叙述可以阐明这一点（White，1997b）。如果治疗师受到前述"三巨头"假设的影响，当他治疗在学校受到欺凌的孩子时，可能认定问题是儿童的低自尊，因此需要发展身体或情绪的防御技巧。他可能会猜想，这个男孩极端的忧郁是否部分来自于他

"否认"对所处情境的感觉，而治疗师应该鼓励让这些真实感受得以在治疗室里充分表达；他可能会猜想这个男孩是否没有"勇敢地去面对"欺凌，这与成熟度不足有关，因而"招致"欺凌；或许经由接纳自己，男孩将具备更成熟的能力以保护自己，并发现面对欺凌的方法。如果这些理念左右治疗的进行，他会责怪受害者，把情况归咎于男孩的不成熟、不适应或病态。叙事治疗师采取后结构主义和社会建构论的立场，会认为学校该阻止欺凌行为；欺负别人的儿童须接受治疗以认识并改变其行为；受害的儿童应得到协助，使其了解他毋须因受到欺凌而被责备，治疗是为了帮助他了解，他没有责任去发展新的能力（像是学会打架或捍卫自己）以克服这个问题。如果他的父母亲仍急于寻求这类课程，那么治疗师会引导他们了解文化的论述观点如何影响了这个问题，如何阻止他们欣赏孩子拒绝陷入以暴制暴的立场。治疗也许可以协助儿童对自己感觉更好，但并非是在他们招惹欺凌、无力反抗或克服的假设下要求他们改善或成长。此种对权力的认识、谴责非常重要，可帮助他对曾经遭受的待遇发展出清楚的观念，清晰认识到他的绝望和无力感是受到欺凌时不可避免的心情。他新叙说的支线故事将不会围绕着软弱、失败和需要去改善攻击技巧等内容，而是围绕在了解暴力手段的本质与不公，以及个人的自我观感所造成的影响。我运用类似的叙说过程的情况可参阅稍早露丝的案例（见第八章）。

再举个例子：某位男人的同事团体论述让他认为，女人是性剥削中该受抨击的对象，他的治疗师应对此提出挑战，不是使用粗鲁、面质的方式，而是鼓励这位男性检视他的假设（Jenkins, 1990）。如果治疗师鼓励男性从压抑中解放，迈向成长与自我实现，就会丧失这样的机会。男人会以借口逃避责任，因为他的行动会被归于非个人的机制和因素（例如不快乐的童年），这些因素导致他内在的缺陷，必须经由个人成长而消除。"治疗的基础是要反对压抑，重现人性的'真实'。"（White, 1997b）相反地，叙事治疗的工作方向是让男人面对他所造成的伤害，负起责任，接着摆脱文化对他态度的影响，改过自新，迈向迥异、有选择意识及觉醒的生活。曾被男人踩在脚下的女人，会因为害怕他的行为而失去意志，也被说服当有暴力发生时该责怪的是她本人，这些意义会因为治疗师试图用压抑假说，以及男人有成长与实现需要的说辞来帮助她时而再次复制。当治疗师认为她该了解自己缺乏勇气与自尊，或改正可能会被男人痛打的行为时亦然。此种治疗与主流文化共谋并进一步压迫与谴责了被害人，而没有认识到是人际关系的权力政治导致了她的处境——男人的行为以及被同事团体和文化影响的价值观，都在支持男人的行为。

评论"三巨头"观念对治疗的压迫性影响时，怀特强调，如果治疗师允许自己被求真意志、压抑假说及解放叙说所支配，而使治疗工作受到限制，将不只限制了来访者的选择，还会使治疗师自己难以遵从职业伦理，并且无法以更丰富的方式生活及选择实践工作。我对怀特的论点的认识是，如果我们相信是超越我们控制范围的非人性化历程（例如压抑）在起作用，我们将无法做出合乎伦理的抉择；如果我们用改进缺点的方式来看待自己的生命，我们也许只能自怨自艾地为自己的内在缺陷而苦恼。此种"三巨头"的假设削弱了治疗师通过解构文化论述的主流故事而检视自身工作创造性的能力。这无法支持治疗师"跳出熟悉与已知的疆界"和"挑战我们思想的极限，（这三个假设）将治疗师限制在复制与确定我们早已熟悉的已知上……关闭了让我们和我们的治疗工作变得和以往不同的机会之门"（White，1997）。"把这些人性的标准、规则和法律作为我们实践工作的基石，身为治疗师我们让自己免于思考个人的伦理……当治疗是要解放人类的束缚、要找回真实时，就没有什么好注意的了。"（1997b）"在实务工作中，这会将我们与来访者限制在以缺陷为中心或充满问题的过往陈述上——不只是来访者的过去，还有我们过去的治疗工作。"（1997b）

质疑治疗的普世价值

根据我的理解，后结构主义隐然质疑治疗在本质上对人们都有价值的整体概念，因为它宣扬的是我们都需要的个人成长。虽然我发现怀特和艾普斯顿并没有特别强调这一点，但我相信后结构主义的观点也挑战了治疗师本身当然需要"接受治疗"的观念，或者至少要花大量的时间成为"个案"，以便熟练实践工作。这些观念是人文主义治疗理论的概念，源自于与西方人文主义意识密不可分的专业文化。它们反映并体现了知识或权力与当代其他社会机构的联系，而它们的善意掩饰了自我利益。后结构主义的观点引导我们去质问：这些信念从何而来？谁在治疗过程中真正受益？此种治疗何时结束？谁已经达到了自我实现状态，得到了令人满意的个人成长、完全的自我，并从压抑中解放？或者谁见过这样的人？假设所有的治疗师都有缺陷，他们应该不断地自我怀疑未知的压抑和"未竟事物"；当对其能否胜任治疗有潜在的影响时，治疗师是在向来访者传达何种意义？这种持续性的心理自我监控并不是福柯所谓的正向力量（在这里意指"产生结果"）的例子，反而是在召唤我们投入到不可能的持续的个人自我评价中，我们认为这不断扩大的解放运动永远不可能达成。

丰富的生活

我不认为不断开放的思考、检视假设和态度、监测行动、扩展理念，就等于是传统治疗所定义的"需求"。当我通过建立关系、旅行、阅读、聆听音乐、欣赏艺术、到乡村游览及其他乐趣来丰富生命时，我并非将此认定为治疗文化中惯用的"个人成长"的涵义。这很丰富，但不是个人发展。我还未完成发展；我没有变得更好或"更健康"。我选择探索新观念，以充满乐趣的活动丰富我的生活，同时将之谨记在心。我能够变得富足，跟地球上其他人比较起来显得更有特权、更奢侈（Welch, 1990）。但这跟认为我或寻求协助的来访者在个人发展上，制造问题或阻碍我们克服这些问题的缺陷大相径庭，也不同于假设来访者需要通过我认为有益于我自己生命的因素来辨识这些内在缺陷。

很多治疗师在受训时被鼓励要假设有这些缺陷——未被满足的自身需求、未被觉察的伤害，以及未被实现的潜能——在他们及"病人"身上都有。在我看来，在咨询或治疗文化里，丰富的生活已被视为个人发展中的必备条件，而"治疗"被视为对过去与现在生活事件的冗长的探究分析，其目标在于假设但未经觉察的病理。来访者在克服他们的问题上出现困难，是因为这些缺陷；治疗文化促使治疗师要认识及消除自身的缺陷，否则就会影响治疗的进行，或至少会对来访者的问题产生共鸣而分神。这些源自于人文主义文化的论述，从后结构主义的观点来看，根本是弊多于利。

关于解放个人失败感的叙说

在《探究个人失败》（Addressing personal failure）一文中，怀特认为，解放叙说——说明了文化与专业如何对自我评价及大众心理学中的个人发展施加压力——是人们感觉自己过着失败生活的主因（White, 2002, reprinted in White, 2004a）：

> 全新科技力量的发展使我们能够对生命进行标准化的判断，其中采用各种结构和常态或非常态的连续谱、成绩表，评估每个可想象到的人类表情的量表，以及为人们与他人关系远近排序的公式……虽然这些科技大部分由专业学科所发展……它现在已成为在很多大众文化里被视为理所当然的通俗知识，对现代生活与认同的形成具有举足轻重的影响——偶尔反映出大众心理学的特性，还曾表现在当代人们感兴趣的华丽期刊与八卦杂志上。(2004a)

怀特认为，治疗地图可以协助人们远离各式各样病态与无力的自我定义。根据治疗地图，治疗师可以帮助来访者重新定义他们所谓的"失败"，并重新定位自己。解放叙说让他们自觉失败之处，来访者被鼓励去思考，是否可经由扬弃文化中成长、发展、改善及自我评量的诱人指示，学会拒绝。此种能力（因为先前未被指出或叙说而未被认识到）源于她们的成长始终认同形成的因素，以及在成长过程中形成的价值观与观念——在现实中引导他们，但却被文化和社会期许的迷雾所遮蔽。

在我看来，这篇逐字撷取自怀特咨询过程的文章，以及本篇文章稍早的理论解说部分，是本篇文章最令人信服，也最有趣的地方。除此之外，在后现代的模式下，他（经由福柯）吸收了古希腊哲学理念作为治疗的原理，从这个原理中进一步导引出失败的对话地图（Failure Conversation Map）。文章中进行了猛烈批评的部分不易阅读，我也并不想在此摘述，因此以下简单的摘要可能无法充分表达原意。

失败对话的地图

可以由以下的治疗提问地图来探索来访者的失败感——不是与粗心或不适当的行为有关的失败，而是"不胜任、无能、不足、缺陷、迟疑感等，笼罩在他们的生命中"（White，2004a）：

1. 哪些社会或文化假设认同的生活，是你自认为没有达到的？
2. 这些失败感引发了哪些行动、想法和感觉？
3. 在你的生命中，有哪些异于现代社会文化与职业宣扬的成功标准，是你认为很重要也处理得很好的？
4. 这样的回答说明你的价值观和观念是什么？
5. 在你的成长过程及人际关系中，有哪些地方已经让你了解、重视与完成了这些价值观和观念？
6. 你已做（或拒绝）了什么，使你能够依照这些价值观和观念生活？
7. 你希望你未来的生活如何反映并表现这些价值观与观念？

珍妮丝对她的工作和与伴侣西蒙的关系都十分满意。她喜欢孩子，自认是个"好阿姨"，不但对外甥和外甥女很好，对朋友的孩子也很好。但是她不希望生活被生育干扰。虽然她已然考虑清楚，但她的内在声音却很难盖过朋友、同事、亲戚、父母与社会持续不断的喧闹。不管是有形还是无形的，所有的声音都断言，如果她不成为母亲，她的生命将失去很重要的东西；一但超过生育年龄，她会为这个决定痛苦、后悔，而且她将不会成为一个完整的女人。

珍妮丝开始思考她是否真的不配称为女人,也发觉很难不去想是她让西蒙当不成父亲,即使西蒙跟她在这件事上有同样的看法。根据失败对话地图,珍妮丝被鼓励去指出跟"母性本能"有关、试图破坏她与西蒙对生命做出清醒选择的主流文化叙说,并重新确认她的观念。她决定不再跟某位特别霸道、坚持她该有小孩的亲戚来往,她认识到某些过去的经验与她的立场息息相关。身为女人与人的失败感至此都消失无踪了。

专业发展

在对传统治疗的某些主流假设提出批评时,怀特并非在贬低治疗师的专业发展。治疗师的技巧很重要——但有治疗技巧并不能说明治疗师有较高的心理洞察力,或比来访者更有能力了解他们的经验:

> 在治疗过程中,我的确会碰到自己个人的瓶颈,那正是我想要探索的。这些瓶颈跟语言、对关系权术的认识、平衡某些工作上碰到的两难的能力问题、经验、知觉和选择能开启新的可能性的特定价值观等有关。我想要探索这些瓶颈,跟前来求助的来访者讨论,跟其他治疗师讨论,也通过个人的反思、阅读等来探索。用这些方法探索这些瓶颈,我超越了过去已知的治疗限制。(White,1995a)

不以促进个人成长为治疗目标

也许,一旦我们不再坚持让来访者成长、克服压抑、发现自我、自我实现的观念,我们就能直面前来求助的人了。我从未说治疗要"促进个人成长"或要"帮助我发现真正的自己",虽然来访者会对我说:"我卡住了"、"我不知道我怎么了"、"我不了解我自己",以及"我不知道该往何处去"。大部分来访者只是希望治疗可以帮助他们尽快找出问题。通常人们会把他们的问题归因于他们自身的不足、失败或缺点,然而,传统的尊重个人的治疗其实是建立在个人缺陷的假设上,并认为这是可被确认及体现的。我相信,叙事治疗也想要协助来访者实现他们所追求的目标,但并不倚靠本质主义与缺陷假设，而是经由练习叙说削弱而非增强自我病态观。

人们的语言形式

不出我所料，很少有前来求助的来访者熟悉后现代及后结构主义的思想。人们从西方文化的本质主义与结构主义论述中定义自身的问题。虽然我尝试在后现代或后结构主义的观点下进行治疗——这意味着我要给来访者提供另一种思考及叙说生命的方式，但我不会坚持非得这么做不可，也绝对不会批评或否定他们的语言及思考方式。我相信，如果我在自己的理念和假设的架构下从事治疗，他们依从本质主义和结构主义架构的思考和语言，也并不会否认治疗所带来的改变。

不以治疗师为中心

或许叙事治疗对传统的治疗假设最重大的发展就是不以治疗师为中心，重新思考治疗师与来访者关系的本质。怀特提出了几个定义关系的方式，质疑这个治疗中最被看重的假设。

不以治疗师为中心造就了叙事治疗的特色与方法，并在以下 3 处讨论中特别关注重新入会、透明化（transparency），以及收回练习（taking-back practices）。在治疗对话中，这些元素相互交织，但为求清楚，我将依序讨论。不过，首先我会说明我自己对后结构主义思想的理解，对其治疗文化里治疗师与来访者间关系的假设提出质疑。我并未在怀特的文章中看到他评论这些传统的假设，虽然他已经在治疗师-来访者关系议题中阐述了他的理念（White，1997b）。

来访者和治疗师之间的关系

在罗杰斯学派和叙事治疗方法中，来访者被视为生活的专家，而非治疗师。相较于心理动力治疗师或认知治疗师，罗杰斯学派的治疗师被认为不怎么参与治疗过程。罗杰斯相信，如果治疗师提供接纳、同理与真诚的治疗背景，给予来访者时间与空间探索问题，再加上适当的鼓励暗示，这样就足够了；来访者面对他的恐惧，理清思绪，敢于体验真实的感觉，迈向改变（Rogers, 1951, 1961）。

对我而言，罗杰斯的治疗似乎包含两个假设，与他尊重来访者有能力发现自己前进的方向有所出入。其中之一是方才讨论过的缺陷假设（deficiency as sumption）——即来访者需要改变。即便有很多相异点，罗杰斯学派、认知与心理动力学派都直截了当地认为问题"出在"来访者身上，来访者被视为无力克服、应对或辨识其问题，因为他们思绪不周，不够完美、成熟、健康等，全视治疗师如何定义这些词汇。

罗杰斯称其疗法为个人中心治疗，但另一个相抵触的假设是以治疗师为中心，强调其为协助来访者克服缺陷的方法。虽然罗杰斯反对专家治疗师的角色，但套用哈琳·安德森的话——我认为罗杰斯学派的传统已然导致治疗师理想化与自称"解放英雄"的危险（1997）。治疗师要为来访者提供暂时但重要的关系，否则治疗无法毕竟其功，而且也没有其他人可以提供此种关系。在罗杰斯学派里，治疗师的任务是借助此种与来访者的关系促进其"成长"："如果……我将关系视为一个机会，用以增强他的全部所有，增强他这个人和他的全部潜能，那么它就会倾向于依此而行动，并且也支持了这个假设。因此，我就用布伯（Buber）的话说——确认他是个活生生的人，具有创造性的内在发展能力。"（1961）

以"治疗关系"为中心已变成大部分治疗的既定事实，特别是个人中心学派的传统，如同默恩斯和索恩所说：

> （罗杰斯的）个人中心疗法的最大的特色就是，他不会只是口头上说关系很重要，而是实际把它当作每一位来访者的治疗历程目标……关系是最重要的：如果关系是健康的，那么治疗结果就很有可能具建设性。治疗师有责任去创造健康的关系。（Mearns and Thorne,

1992）

（在督导中）呈现"案例"不会像其他学派一样投注心力在来访者错综复杂的人格结构上，而是……把较多的注意力放在评估治疗师与来访者之间的关系上。（1990：56）

一体感（Mutuality）在个人中心治疗中无法每次都达到，总会有某些时候，治疗师发现来访者不再需要此段关系。也许来访者已顺利通过重大的生命转折点，纵使治疗关系没有办法发展出一体感，来访者也大多能掌握其生命……有时候来访者在治疗中有显著进展，然而，却发觉很难想象他如何靠自己持续下去。（1999）

持续不断地关注治疗关系，让治疗师成为治疗过程的中心，来访者和治疗师的关系是改变的重要动力。

这是在吹捧治疗师。我认为把治疗师当作治疗基础，以及把跟治疗师的关系视为治疗中心，是完全忽视了来访者在治疗室外的关系和生活背景——而这才是导致他们探索及抉择的重要因素。此观点不曾考虑人们可以在朋友、伴侣、同事、双亲、老师、儿女、亲人、医生、牧师、正式与非正式同事团体等的协助下克服问题。除了治疗师，每个人都被排除在治疗过程外。

我从未听过我的同事们吹嘘自己比来访者生命中的其他关系还重要，我确信这个想法会吓坏他们，相反，治疗师正是要激发疗愈性的关系。的确，朋友和亲人的协助有时会带来反效果：他们可能太乐观、太悲观，给了太多无用的建议，或强迫你处理问题。治疗师很容易相信专业的知识是必要的，特别是与专家的特殊关系。只有在叙事治疗里，我才得知这个完全相反的观念，专家的角色若能成为治疗的现实性与真实生活关系的催化剂，将会更具建设性及合乎伦理，有时可通过安排局外见证人，邀请来访者的朋友或重要他人进行治疗（见第七章）。其余可以在真实生活中获得的疗愈关系将略述于后。

治疗师与来访者的联结不等同于治疗关系本身

我相信，通过建立真诚、丰富的关系，来访者真实生活中的重要他人会带来治疗性的转变。我认为治疗师在协助引发这些转变上扮演着相当不同的角色，运用他们的专业技巧鼓励来访者主动且专心地重新思索经验、观点与认同，就是在运用本书所描述的一些方法。

这并非宣扬冷漠、疏离或疏远的工作模式。在治疗时，我会试着以尊重、接纳及真诚和来访者产生联结，这跟我与一般人建立关系的尝试并无不同——在治疗室里，我并不特别强调"治疗-联结"模式。我并不试着跟来访者建立特殊的关系，而是运用对话寻找、强调及探索他过去和现在真实生命中的关系。这是叙事治疗所谓的"重新入会的对话"。我也会试着采用透明化及可信赖的态度，引导对方并分享如何共同进行治疗，同时承认我自己生命中可能会影响我所提供的服务或对其有所限制的态度与经验。这些不以我为中心的对话在挑战治疗师的神秘感，排除任何我能够或希望自外于治疗室中的自己与生活其他方面的自己的想法。通过收回练习，我自己的生命对来访者的故事有影响的部分都得到充分的认识，强调我自己和来访者之间关系的双向本质，包括从委托我解决问题的来访者身上学习。这些是我的治疗中有关伦理层面的要素。以下对这些要素的描述并非照搬怀特的陈述，我的实践是基于对怀特的理解。

"重新入会"的对话

"重新入会"的对话是不以治疗师为中心的治疗。经由重新入会的对话，找出来访者的重要他人及对他有益的关系，不管其是仍在世还是现已不在来访者身边。我鼓励来访者记住可以协助他的"声音"，引导他巨细靡遗地描述这段关系的发展史与本质。我询问这些人当中是否有人适合加入、重新加入，或可以在"他的生命俱乐部"中变得更主动积极（White, 1997b）。有时候，我用开放且特定的方式介绍"生命俱乐部"这个隐喻，有时候我用"重新加入或不准加入来访者的生活"这个较一般性的概念来称呼它。

借着回想曾是支持性或正面角色的人们，以及想象他们可能会说的话、可能会给的建议，或对来访者的努力与成就的可能反应，即便这些人可能已然失去联络或不在人世，来访者还是可以在困境中获得协助及陪伴。生命故事会因重新入会的对话而变得丰厚，而他了解了他对这些人的重要性，这些人重新回到他的生活，他对自己的感觉也因此变得丰富。这个过程开创了新的故事情节。增强对这些人的回忆连结的当下叙说，将他们的影响力延伸到现在。我要澄清，不是灵性或宗教体验，以免带来误解。我曾治疗相信死后仍有生命的人们，他们对重新入会的想法非常感动，也觉得有帮助，但我知道这个观念对没有信仰的来访者仍有益。遭遇哀伤，特别是逝者离世已久的来访者，通常会在让逝者重新入会时得到很大的安慰与启发，放弃想要顺从社会文化中要人忘记或"让他去吧"的普遍观念（White，1989，1997b；Hedtke and Winslade，2004）。

某些人可能还能连络得上，他们在协助经验分享与共同庆祝问题得到解决时是相当有帮助的。"如果你告诉他们你的进展，谁会因此感到欢喜？""你会想跟谁分享你的发现，好让它流传更远？"此类问题会鼓励来访者征召重要他人作为重新叙说的听众，无论私底下或带进治疗室都可以。至于如何克服叙说与重新叙说对话的限制，就交给我这个治疗师来解决。

重新入会的对话可参见本书第六章（珍妮）、第八章（克拉拉）及第十章（约翰）的例子。"生命俱乐部"的隐喻也可以用于来访者不想要生命中某些特定的人再待在其生命中，例如施虐者或烦人的前伴侣，却发现自己很难抽离这些人，不管是在形体、心态或感觉上。以此为例，这个历程可视为下定决心要将施暴者悬置或赶出来访者的生命之外——不是"重新入会"，而是"撤销会籍"。被虐待或被拒绝的关系的本质与历史通常会在此刻得到探索，因此可以列出来访者被不公平对待的清单，作为将施暴者赶出场的证据。可以写下施暴者惯用的辩词及来访者的陈述，以揭发这些诡辩。"事情已经发生了"可以用"你选择这么做"来反击；"你让我神经紧张"可以用"你喜欢用愤怒来回应我的沮丧"来应对;"你想太多了"可以用"我知道我看到和听到了什么"来反击,等等。这些表述可做为治疗性文件保存。在撤销特定人士会籍的过程中,支持性人士的重新入会很有帮助:在来访者正在转变或迷惘时,支持性人士会见证并支持他的价值观。有时候撤销会籍可用象征性的仪式来发挥作用,例如:建立支持委员会,由来访者招集重新入会的人检视证据,并协助他确认撤销会籍的正当性。这可以是实质的会议(White,1995a),或由想象或象征性的人物组成。接下来可撰写开除文件,分送给支持委员或特定的朋友,如果没有潜在危险的话,或许还可以邮寄给来访者生命中的这个前委员。也可以将此信件影印并保存为治疗性文件。

虽然是由治疗师引介重新入会的对话,但对话本身仍是不以治疗师为中心的。重新入会的对话关注与鼓励的是来访者在真实生活中拥有的真诚的关系,并在治疗师逐渐成为遥远的回忆时,可以持续扮演支持性与肯定的角色。

透明化

叙事治疗的透明化概念或许有点类似于罗杰斯的"真诚一致":两者都强调治疗师应真诚地对待来访者,避免居高临下的态度或保持专业人士的距离感。

罗杰斯强调治疗师的自我觉察,持续地关注自己的感觉和反应,对来访者毫无保留(Rogers,1961)。怀特的透明化理念也是自我监控,但他的重点在于,治疗师跟来访者对话时,不可能完全脱离文化与社会形成的假设、观念及行为。透明化是借由承认有这些因素以增进来访者的信任感,并通过分享,摆脱其负面影响。怀特强调,不以治疗师为中心的伦理承诺首先是要以开放的心胸对待来访者。

> 赋予寻求协助的来访者发声的权利,(大于)治疗师一向视为理所当然的、再次将他人边缘化的权利。治疗情境给治疗师提供了机

会，把这些权力和他们在社会上的性别、种族、文化、阶级、性取向及年龄位阶相联结。(1997b)

叙事的实践使我们不至于复制权力关系，鼓励我们负起指出这些权力关系的责任，并于治疗历程中重新建构。(1997b)

有关我的种族、社会经济地位、性别、性取向、能力以及我的经验和来访者经验的其他独特之处，都必须获得认可。以性别为例：怀特认为，对一位男性治疗师而言，透明化包括在治疗中承认他身为男性及处在男性文化的限制中，检视女性是否在治疗中受到此种态度的操弄，可鼓励女性检视她们跟他合作的经验。请女性指出他在治疗工作中运作这些因素之处，还有征询其他不接受该男性治疗师治疗的女性，都可以协助他了解女性如何经验到他不当的性别行为（White, 1995a）。

我曾征询过一些女性，以了解我在录像访问时的表现显露出多少未受检试的性别歧视态度，并向一位对制度性权力特别有兴趣的女性友人寻求建议。我的督导之一是位女性。然而，我尚有许多改进空间。我很容易落入伊恩·洛（Ian Law）所说的隐微的性别歧视陷阱："向女性征询意见以支持我自己的想法，而不是听女性不同的意见。(1994)"

借由以下的问话、声明与邀请，我定期与来访者检核，是否有我未曾认知的性别偏见与文化假设影响了我的治疗：

- 身为男性，我无法亲身体会女人被男人限制要"乖乖听话"的滋味是什么。
- 在理解同性恋者的生活经验上，我一定会有某些盲点。
- 我说话的语调会使你回想起那个要控制你的男人吗？
- 我似乎说得太多。这是典型的男性行为。我很抱歉我控制了这个疗程。
- 我刚刚说的话听起来像是一个成年人自以为他懂青少年在想什么吗？
- 我很容易忘记我有工作而你没有，认为你可以去公民咨询局找信息是很不体贴的——我该知道你负担不起公交车费。
- 当我问你为什么不离开你先生时,你让我明白我没有考虑到婚姻誓约的重要性。我很抱歉——或许那反映出了我这一代人对这些誓言的轻忽态度。
- 我意识到我在用西方人的方式考虑你女儿的事——我不知道在你的国家里,要一直到儿女结婚,父母亲才能卸下重担。如果我说了什么不得体的话,我很希望你可以告诉我。

收回练习

根据传统的治疗观,治疗师只提供单向的服务。所有注意力都在来访者和他的问题上,治疗师拒绝分享自己的生命。这看似符合伦理;治疗师为来访者服务,不可将注意力转移到自己身上。但这就是不以治疗师为中心吗?怀特让我们去重新思考这个假设,了解治疗不是单向的:

> 单向的治疗互动观在心理治疗文化中是理所当然的……治疗的对象仅指前来求助于治疗师的来访者而且……若治疗是成功的,若一切顺利,来访者会经验某些转化历程……治疗师被认为拥有治疗的知识,并将之运用在来访者身上,来访者是生命发生改变的"他者"……但若反对这种单向的做法为理想的治疗历程,肯定会受到质疑。(White, 1997b)

> 我承诺要宣扬治疗是双向的历程,并试着找到实际的方法予以确认、说明,且尽可能在实践工作中表现此种治疗互动,同时我也会用更正面的方式塑造我的生活。(White, 1995a)

怀特认为,传统的地位事实上限制了个人,也是以治疗师为中心的:

> 假使理想的情况是来访者的生活因治疗的对话而改变,而同时治疗师的生命仍维持不变,来访者还是很容易排斥好不容易建立的认

同……很多寻求协助的来访者对其生命和认同所获知的结论仍嫌不足。他们"认为"他们缺少必要的知识或技能去发现生命中的问题……这些缺陷因治疗师的专家知识与技能而得到修复……这种情况更强化了那种单薄的有关认同感的结论。（1997b）

叙事治疗师当然不会强迫人们聆听他们个人的问题。在治疗中发生的双向过程完全是为了来访者，而不是为了治疗师（White, 1995a; 1997b）。"收回练习并不以治疗师为中心，完全相反……前来求助的来访者依然是治疗的重心。"（White, 1997b）我试着"反过来"告诉来访者，我们的疗程有助于我的工作，以及我在治疗工作外的生活。我不会用过分热情或恭维的方式表达这些谢意，而是认同我们共同的人性精神："我不是在表达慈悲心。这些表现一点都不夸大——'你已经改变了我的生命'——而这并非恭维，最重要的是，这些收回练习是一种伦理上的义务……承认这项工作让治疗师的生命有所不同。"（White, 1997b）

实例

- 我会告诉相信有来生的来访者，他们的想法使我想到，我的母亲如何从其灵性信仰中得到了安慰。
- 我对一位经历了胎儿死产的女性表达谢意，因为她让我知道失去孩子的心情，并向她保证这将会对我治疗面临类似问题的女性很有帮助。
- 露丝写信同意我在本书引用她的经历（见第八章），她希望她的故事可以帮助其他的女性。我回信说，即便只有一或两位治疗家暴女性的治疗师获益，她的希望也是得以实现了。
- 我询问成功获得职业伤害赔偿的玛莎，愿不愿意跟有类似劳动争议的人分享她的故事，因为这个故事教育且激励了我。
- 比利因对师长不敬被学校转介而来。在几次的谈话中，我花了很多时间引导他回想可以保持冷静与礼貌的场合。在第三次的会谈中，他无视于我的开放性问题，径自谈了很多过去痛苦的回忆，这些事情让他时时刻刻紧张与愤怒。我谢谢他提醒我思考，我是否在探讨他真的想探索的问题。

- 简必须靠轮椅行动。她的两难之处是：她想要被当作正常人来对待，而不是"坐在轮椅上的简"；但当别人无视她的不便时，她又会生气。我听了心有戚戚焉，这跟人们忽视我的重听或没注意到我的助听器的反应很像（尽管助听器的设计是隐藏式的）。我告诉简，她的想法对我个人很有帮助，并强调这些想法有助于我在将来治疗有身体残障的来访者。

- 当治疗结束时，我通常会告诉来访者，他们能以更积极的方式生活，这也给我带来了希望，当我将来面对类似的问题情境时，我将记得我们的对话，勉励自己。

其他有助于不以治疗师为中心的实践

稍早说明的实践技巧都有助于避免以治疗师为中心，避免让治疗室成为"脱离来访者日常生活背景的微观世界"（White，1997b）。鼓励来访者从生命叙说中找出特殊意义事件，通过命名、解构，编制连贯的系列故事，并思考这些故事在未来会变成什么样子，这就是不以治疗师为中心，因为人们与治疗师的关系不是治疗或疗程的必要条件。

外化的对话通过讨论社会、文化、历史与人际政治的主流假设来解除治疗师的中心地位。对来访者有帮助的不再是治疗师对内在历程的专家知识，换句话说，治疗师所提供的协助是要挑战来访者，令其反思用结构主义的方式描述其对生命事件的反应是否适当。治疗师鼓励来访者检视与解构，选择是否保留或摆脱这些影响，协助来访者展开平等的对话，思考非病理化的观点。治疗师展开并鼓励这个过程，但并未在这个过程中显示自己的权威。举例而言，有位来访者自认为失败感不断袭来，因为他没办法像兄弟姐妹一样在学业上获得高成就，当治疗师与他展开对话，解构父母亲、同事、社会、文化与阶级等因素将学业成就当作评量个人价值的标准，同时也浸染了他的自我故事时，他就可能因此改变对自我的观感。此种对话包括用其他方式评价人们的提问，并引导他们以这些因素和价值观来思考自己的生命。来访者可能由此选择这些价值观。因此，毋须仰赖治疗师提供特殊关系或治疗，或来修复来访者的思维误区、缺乏情感、不成熟或任何需要专家关注病理学问题。

叙事心理学

迈克尔劳德认为，叙事治疗是"后心理学"的（post-psychological），是认识到学术与专业的心理学已成为有害的病理化与个别化的潮流（参见本书序言）。我同意他的说法。然而，有一种心理学很接近叙事心理学的价值观与概念——用非学术的方式思考人类及其关系，也就是布鲁纳所称的"民族心理学"（folk psychology）。接下来的说明大部分是根据布鲁纳的理念，并解说怀特如何将这些理念应用在叙事治疗上（Bruner, 1990; White, 2004a）。

后结构主义重新评估心理知识的准则与本质，包括质疑学术、专业、专家的心理学理论与实务，反对那些没有运用专业理论的人们对日常生活的理解与人性观。重新评估专家知识反映出后现代运动欲将解构的思想推展至整个社会与文化生活。后结构主义赞同某些概念，如多元观点、心理学假设的不可验证性、不可能运用心理学理论进行预测，以及尊重不同的文化信仰、社会阶级的生活方式等（Gergen, 1994; Geertz, 1973, 1983, 1995, 2000）。这些重新思考包括分析由那些心理健康专家掌握的权力位置，这些专家会运用隐微的假设性心理历程知识来界定并提升他们的社会地位和生涯，声称要回答人类受苦的问题须应用这些深奥的实践与理论，并得到封闭的训练与认证系统的支持（Foucault, 1963; Parker et al., 1995）。专业心理学假定的真实情况当然没有达成共识，相异的专家理论用互斥的语汇反对不同的专业理念（Gergen，2001）。关于人类行为，非专家的理论不似专家理论一般受到认可，却在大多数人的生活当中得到彰显。其虽因简单原始而被专家们嗤之以鼻，却是一般社会关系与人际互动的基础——包括专业的精英本身。

怀特主张："叙事治疗的很多实践方法都跟长久以来理解生命与身份认同的特殊传统有关……有时……被称为'民族心理学'"（White，2004a）。现代主义的专业心理学知识假定有精英知识以及潜意识的心理力量、适应不良、自我欺骗、缺乏情感、肢体语言所显露的未知心理状态、不合逻辑的思考等概念的存在。相反地，民族心理学比较像是19世纪末期弗洛伊德之前的心理学家所提出的让人易懂的心理学理论，例如，威廉·詹姆斯"不主张内在状态概念"及"了解人类生命的传统在最近几十年来显著复苏"（White，2004a）。

叙事治疗不完全等同于民族心理学，因其受到某些专业领域如社会学、社会心理学、记忆理论、人类学和历史观念的启发。然而，这就是认知性理论跟日常生活有所交集之处。民族心理学和叙事治疗相关的论点包括：

- 严肃看待人们的意识，以及公开陈述的意图、目标与价值观。
- 焦点放在来访者的"主动性"上，意思是说，即便他们有困惑、忧虑及不确定的时候，也能够完全了解自己及他人，明了做决定的理由，以及将其新观点转换成实际的行动。
- 认为"深层"心智功能无关紧要。
- 用可理解的方式表达例外事件，用日常生活已知的现象诠释它们的意义。
- 用叙事的形式表达对世界、生命与各种关系的看法。

从一项极富盛名且有影响力的研究里，理查德·霍加特（Richard Hoggart，1953）在他以传统英国劳工阶级文化为主题的书中，论证了民族心理学的论述如何通过谚语、成语及故事在社会群体中有力地表达了古老的智慧。这些都是经验的摘述与生活的指导方针。然而，就像霍加特、怀特与布鲁纳所坚持的,不要对民族心理学感情用事是很重要的。它跟其他的论述一样,融合多个方面,也跟其他生命的角度一样,可能存有偏见。但其论述可用共同分享、可理解的词汇而非专家心理学的知识来加以检视、质疑与挑战。对话是开放的:你的意思是?你为什么会这么想?这些观念是从哪里来的?你发现哪些证据可以支持它们?你为什么会这么做?当你这么说时,对方会说什么?你如何用不同的方式行动?如果你这么做的话,什么事情会变得更好?在治疗中,应用更完整而非简略的方式表达,来访者被引导谈论他们的行动、观念与感觉,毋须在意表里不一的专业心理学论述,以及被视为具有较高级知识的治疗师。

民族心理学非大众心理学

媒体对心理学的遐想,让狭隘的学院派心理学理论渗透至日常生活的意识与通用说法中。虽然它们尚未普遍影响传统民族心理学的概念与日常生活的互动,但是这些概念却常常会在人们第一次诚惶诚恐地见治疗师时浮现。我见过无数的人用损害及制约的隐喻将早期童年经验视为当前困境的原因。配偶们通常把"沟通问题"视为其关系不良的来源(有时他们的冲突就是太过于激烈的沟通)。曾被性虐待的来访者告诉我,他们害怕自己会性侵害自己的孩子,并深信这几乎是难以避免。暴力被误认为是早年家庭暴力的必然结果。曾有一次,我在一位医生的诊疗室里进行咨询,一位新转介而来的来访者问我,她是不是应该躺在诊疗椅上,因为她把那当成精神科医师的躺椅了!我的确认为,大众心理学的解释影响来访者看待自己生命的方式,因而加重其沮丧与宿命感。解构大众心理学、确认及详述支线故事和观点通常是比较可行且具建设性的:"你认为丈夫不快乐的童年是他离开你的主要原因,我们是不是该好好地审视一番?"有时我举研究结果为例,说明另类观点,如 2/3 的受虐者并没有变成施虐者(Kaufman and Zigler, 1987)。换句话说,我试着对抗来访者的故事中涉及大众心理学的观念，避免用专业心理学的术语，并运用类似民族心理学直接与坦率的论述来对话。

小　　结

后结构主义启发了叙事治疗，对很多传统治疗文化所依据的心理学假设提出了质疑。它挑战了主流人文主义"求真意志"、"压抑假说"及"解放叙说"的假设。怀特探讨了未被检视的治疗师权力，指出在治疗时所提出的问题、自我的本质都在病理化求助者、治疗师的自尊，以及治疗师与来访者间的关系。不以治疗师为中心是对叙事治疗的伦理性承诺，这一点在让过去或现存的关系继续或变得具有治疗性的激励对话中特别明显；透明化是承认治疗师的文化处境亦有限制，以及跟来访者分享其在治疗中的贡献对治疗师的意义。"民族心理学"中的选择意识，即人们有能力改变与通过故事来象征和诠释生命，都比学术性的心理学还要接近叙事治疗的理念。

第十章 叙事治疗实务二：创伤后反应与伴侣咨询

关于创伤后反应

我对唐娜的治疗过程（第六章）说明了叙事治疗如何应对创伤后的反应。在案例中，治疗性文件扮演着重要的角色。我将进一步提供更多的描述和实例，说明不同的叙事技巧如何有助于影响来访者的生命与认同感。

因虐待与暴力所造成的创伤

已有许多叙事治疗师都描写了如何治疗经历暴力与虐待的来访者。通常，典型的创伤后反应有：梦魇、经历的闪现、逃避、过度警觉与忧郁。跟虐待的影响相较起来，其对来访者的认同感所造成的影响很少受到重视（White，1995a；2004b）。迈克尔·怀特认为，工作重点应在协助人们重获"我是谁"的认同感，以对抗施虐者欲摧毁她的认同感而将自身观点强加在她身上并希望她顺从、自责、缺乏自我与生活的价值。

治疗过程包括：

- 为虐待命名，使用能让施虐者负起虐待责任的用词。
- 解构虐待的事件与背景，以澄清施虐者应负的责任。
- 详述受虐者的身体或观念上对抗虐待的影响，以及抵抗施虐者企图强加在她身上的受害者意识时所产生的特殊意义事件。
- 引导受虐者叙说虽因虐待创伤，自我认同被暂时摧毁，但却存在能与之抗衡的生命事件。

特殊意义事件从重新叙说开始，从想法、行动和感觉寻找来访者的自我价值、他"生命中重要的知识与实践"（White，2004b）；不论施虐者的观点为何，也不管其他人是否以拒绝倾听或责怪来贬低他。这些特殊意义事件过去并未受到重视，但经由详细的探索得以编入支线故事里，以抗衡、削弱那个低自我认同的故事。如果可能的话，界定仪式可以通过局外人见证团队的响应，以及来访者对这些回应的评论，进一步地具体化这个修正过的故事（White，2004b）。

有时候虐待能够直接被表达出来，从来访者看到特殊意义事件，并决定说出创伤及其后续影响以及他的行动和反应起，就须小心因透露太多细节和过多的情绪负荷而产生的二度创伤："鼓励他们直接重现创伤经验是无益的，很多时候是危险的。"（White，2004b）因此，治疗回溯的过程不可能只有创伤事件，当叙事治疗师专注在来访者的生活而非创伤经验时，跟传统取向比较起来，他们所采取的是较间接的做法。重点在于对抗来访者的负向自我认同，探索生命中特殊意义事件，修正或逆转这种想法，如此一来，虐待的影响就会减少或分散。举例来说，这种方式跟唐纳德·梅肯鲍姆（Donald Meichenbaum）的认知叙事取向并不相同，但怀特和艾普斯顿的创伤治疗却有很多的共同点（Meichenbaum，1994）。在怀特对朱莉（她被父亲、邻居和配偶虐待）的咨询中，转折点发生在怀特提出的一个与虐待情境无关的问题。她曾目睹一场交通意外，为无法上前救助一个受伤的小孩而自责。矛盾的是，这正指出她所重视的价值——"珍视儿童的生命"。怀特解构了这个意外，并结合局外人见证的方法，结果"令她沮丧的想法且与这件事有关的恐怖视觉影像都很明显地大幅减少了，朱莉有一种'开始从动弹不得的僵局中脱困……就像从冬眠中苏醒'的感觉"（White，2004b）。她没有再回到施虐者身边。

叙事治疗师假设，使人痛苦的创伤后反应，如抑郁、逃避、焦虑、梦魇、瞬间经验重现、高警觉性及恐慌，都是为了回应受虐情境，只要重建自我认同，这些症状就会减弱、消失。在叙事治疗的文献里，这些反应并不受重视。令人讶异的是，这些恼人的反应是大部分前来寻求咨询的来访者最担心的。怀特似乎认为，重新叙说形成的认同使来访者的记忆系统重新指向更有帮助的地方（White，2004b）。他诉诸有关记忆的生理基础的理论，特别是罗素·米尔斯（Russell Meares，2000）的理论。有趣的是，在讨论创伤生理学时，怀特使用了在之前著作中从未提及的隐喻，如："记忆系统"、"自传式记忆"及"意识流"（White，2004b）。

因意外所造成的创伤

本书撷取了我实际工作中的事例，我认为可以让个别咨询师——相较于家庭治疗师，他们的资源更为有限——能有效地运用叙事治疗处理严重的问题。我将不在此对叙事治疗实践做太多的说明和解释，因为读者读到此处时应已相当熟悉相关概念了。

很遗憾，在本书即将出版前，叙事治疗除虐待和暴力以外的创伤性治疗文献仍普通缺乏。虽然《国际叙事治疗与社区工作期刊》（*Internationl Journal of Narrative Therapy and Commuinty Work*）已刊载过有关海啸（Arulampalam et al.，2005）、卡特里娜飓风（West，2005）等创伤治疗的文章，凯斯·威加顿（Kaethe Weingarten）也研究了意外和疾病等间接创伤（2003），但可借鉴的资料仍显不足。我提出这一点是由于几年前，一位名叫约翰的三十多岁的男性被医生转介而来，提到他焦虑、抑郁、睡眠不足、注意力不集中及食欲不振。转介信提到约翰小时候曾目击朋友意外死亡，还常常做有关此事的恶梦。在我们开始治疗前，我查阅了所有叙事治疗的书籍和文章，希望可以找到指引，但收获不多。虽然有些观念可能有用，但大部分都不相关。梅肯鲍姆（1994）的书中强调，从来访者的叙说中，找出可以重新正向概念化的经验是很有用的，而我在跟约翰的第一次会谈中就决定要从他对创伤意外的叙说中找出特殊意义事件。也许他曾试过要发出警告以避免意外发生，或者曾在朋友死亡之前说些安慰的话，或者可能还有某些其他重要的行动。这些线索可能指向另一个相反的故事情节,说明他仍有控制力及行动力,并证明他曾为"试着要保护他所重视的东西而付诸行动"(White, 2004b)。

在第一次咨询中,我告诉约翰,如果叙说创伤意外事件会令他负担太重,可以随时喊停。我告诉他,对我而言,最重要的是讨论朋友的意外对他目前生活的影响。他说,事情既然已经这么糟了,再谈这件意外也不会更糟了。约翰的故事的确令人不寒而栗,我也很确定目击恐怖事件所造成的创伤后压力反应应该和直接经历创伤事件一样严肃看待(参照 Weingarten, 2003)。

约翰9岁时,一天他和朋友詹姆斯爬到一棵很高的树上,詹姆斯从树上滑落,掉在一排尖锐的栏杆上,栏杆刺穿他的身体,而他就挂在那上面。约翰坐在树上动弹不得,最后终于勉强爬下树,刚好有一个男人走过来帮忙。很不幸的是,当詹姆斯被从栏杆上放下来时,约翰看到詹姆斯肠破血流的模样,而那时,詹姆斯早就气绝身亡了。

意外发生后,约翰没有接受任何的医疗或心理治疗。30年来,他每晚都做恶梦,这迫使他经常熬夜,把自己弄得疲累不堪,但没什么效果——他依然会从恶梦中惊醒,并且难以再入睡。有时候看电视或其他跟创伤有关联的事物,会让他想到意外事件的影像,还会发生惊恐发作。他同意医师对他抑郁症的诊断——他从未真正快乐过,觉得生活悲惨乏味。他的太太特蕾西很支持他,但他并未告诉她完整的意外事故过程,因为他怕她会受不了并觉得这个问题太难应付而决定离开他。虽然他是一个很好的技师,却无法持续工作,因为疲惫常使他无法专心。

这次咨询大部分是约翰对意外过程及影响的描述。令我沮丧的是,我找不出任何特殊意义事件的线索。我是适合约翰的治疗师吗?我心里怀疑着。叙事治疗对他而言是适当的方法吗?我跟主管讨论后决定,既然约翰认为自己对生活缺乏控制力,那么让他选择继续前进,包括这次转介,是很重要的。她建议我尽可能进行几次治疗,如果约翰决定选择此种疗法,我再思考可以如何运用叙事治疗的理念。我再次阅读梅肯鲍姆的书,以吸收不同的创伤治疗方法的知识、相关的效果及证据等。我花了很多时间思考，提醒自己探索特殊意义事件是找到支线生命故事的唯一入口。

我承认，在第二次治疗开始时，自己对于创伤治疗的经验仍相当有限，特别是对于那些目睹恐怖事件的间接创伤，而非自身的安全受到威胁的来访者。我列出了几个约翰可能会考虑、但我无法提供的方法，给了他一张说明书。我告诉他，如果他决定继续，我们会持续尝试，而我会试着协助他发展出坚强的正面叙事，以对抗纠缠他睡眠及清醒时意识的恐怖影像。他选择要继续治疗，在这次咨询结束时，我们都笑了。

在我的引导下，约翰描述了他和詹姆斯在意外发生前持续了多年的友情。他们是最好的朋友。身为独子，约翰把詹姆斯当作弟弟一样看待。他们在同一所学校的同一个班级上课，座位相邻，常会对老师做恶作剧，放学后玩各种小把戏。在描述这些事情时，约翰变得生气勃勃，我引导他描述更多的细节，如记忆中的声音、气味、画面等。约翰和詹姆斯都住在乡下，他们曾经在邻居的菜园里挖壕沟、玩战争游戏，弄得全身脏兮兮；他们曾经恶作剧地在玉米田里放火；他们曾在果园偷摘苹果，而被警察逮个正着，警察的严词训斥因仁慈的果园主人而软化，果园主人傍晚时还给他们每个人一箱苹果带回家。这两个男孩有时候会睡在彼此家中，在床上看漫画、谈天说笑，直到睡着。这些重新入会的对话（White, 1997b）彷佛让詹姆斯重生，为约翰注入活力。

我告诉他，我小时候也偷过东西，并建议约翰在我们下次见面前注意一下，是否能再回想起与詹姆斯相处的点点滴滴。

在下一次的治疗中，约翰的确说出了越来越多的故事。男孩们曾经把小推车放在儿童游乐场的滑梯上，两人坐在上面以惊人的速度滑下来。有一次，约翰还跌下来撞到头而必须送医。冬天时，他们滚大雪球挡在邻居家门口，结果邻居从侧门追着他们追到马路上。我问约翰，如果詹姆斯可以听到这些回忆，他会说什么？约翰在他短暂的生命中扮演了什么角色？如果没有约翰？他的生命会缺少什么？詹姆斯会希望约翰如何回忆他？如果詹姆斯可以听到约翰对他们相处的时光历历在目，他会有什么想法和感觉？这些回忆对他的意义会有多大？约翰会如何用这些回忆来纪念他的朋友？犹豫了一下，约翰说：詹姆斯可能会说约翰让他的生命很快乐、很充实，如果詹姆斯现在还活着，他们还会是最好的朋友，互相开玩笑，可能还会一起喝醉，偶尔惹些小麻烦。

我问约翰，他的太太特蕾西是否听过这些故事？"没有，我没跟她提过。"问他还跟其他知道这些事的童年伙伴联络吗？他说也没有。但这些问题都发挥了作用：下一次的咨询开始时，约翰就说他已经告诉特蕾西有关詹姆斯意外死亡的经过了，还有他的创伤后反应，并且细数了许多童年往事。特蕾西全然接纳，并提议一起造访童年发生意外的地方。他们真的去了，而让约翰感到高兴的是，他们发现了他和詹姆斯花了一整个夏天策划的秘密基地（一棵大树后面的空地）。无庸置疑的是，后来的孩子们都还在使用这个秘密基地——它依旧在那里，约翰说那是"圣地"。

在第四次咨询时，约翰提到他的创伤后反应减轻了，噩梦越来越少，不再那么恐怖，他也较少想起那些挥之不去的恐怖记忆了。

第五次咨询时，约翰说他去拜访了詹姆斯的父母，谈的都是詹姆斯的事。他终于得到"纠缠"了（用他的话来讲）他30年的问题的答案。他们怪他吗？他们生他的气吗？不，相反地，他的父母说，一直以来他们都感到惶恐和害怕，深知当时丧命的可能是约翰，也认为这个悲剧会让他难过，让情况更糟。他的父母亲拿出约翰和詹姆斯的合照，是他多年来从未看过的，就这样，他们三人边看边回忆往事。

现在，约翰睡得比较好了，他做噩梦的频率更低。抑郁减轻了，挥之不去的意外画面也减少了。他和特蕾西相处得很好，他对这段关系充满信心。虽然距离不近，但他还是常常早起回到他和詹姆斯以前玩耍的树林，这对他而言是一天很好的开始。他提议将后面的咨询时日延期，因此，我们结束了治疗，他同意我引用他的故事进行教学或出版，我欢迎他有需要的时候可以再回来。但之后他并未再出现。

我并不准备将这段咨询变成长期治疗，或把削弱创伤后压力反应当作所有类似的咨询模式，但我认为它为非虐待情境的创伤治疗提供了新的可能。我并未把对约翰的治疗架构聚焦在"他是谁"的感觉上——怀特的确在多年后发表了这样的文章（White，2004b）——即重新入会。

他跟朋友之间相处的丰富记忆，及双方对彼此的意义是被遗忘的，只因为意外事件骇人的恐怖画面过于强大，以致意义被遮掩了。在治疗中，他创伤前的生活的支线故事被指认出来，成为此刻的焦点，经过具体而详实的叙说，这个故事不但得到了我的见证，约翰的重要他人也都包含在治疗的背景中。我希望这些重新发现的画面、这些生命中的支线故事可以重生，其强度可以对抗创伤画面，使来访者从中得到短暂的解脱。我很高兴地发现，这些快乐的画面所带来的效果超乎预期，创伤画面在频率和强度上都大幅降低了，约翰得以重新创造与詹姆斯的关系，一个短暂但却快乐的生命，成为现在喜悦与抚慰的来源。

在对某些来访者咨询时，我会用类似的方法，如运用于那些没有办法把挚爱的亲人和配偶受伤和死亡的画面自心中驱逐的案例中。

伴侣咨询

迈克尔·怀特曾撰文提及高冲突的伴侣，发现伴侣咨询虽然困难，但却可用不同的方式来解决困境（White，2004a）。我不应该揭露答案而破坏读者阅读原文的乐趣，但怀特提到，对长期冲突的伴侣进行咨询格外困难并让人受挫，但也能让人得到同样的回报与激励，我为此而深受感动。怀特承认，他有时候会觉得自己"并不知道该如何跟这些伴侣进行谈话"(2004a)。有时候我觉得，治疗有长期冲突的伴侣和治疗较少有冲突的伴侣并无太大差别，但伴侣咨询和个体咨询还是有很大的不同的。

在个体咨询中，问题通常不在现场，而我却想知道问题如何影响来访者。在叙说过程中，来访者会表达出强烈的情绪，如焦虑、困惑或痛苦，但问题的背景却在他处。霸道的老板不在这里，亲友过世所导致的抑郁也只是回忆，伴侣和青春期女儿的冲突发生在别处。治疗的素材是描述、叙说和故事，通过来访者对于生活的选择与摘要，在事件发生后与重复发生前进行叙说。在伴侣咨询中，经过开始的客套及犹豫后，冲突就有可能会在治疗师面前上演。当这三人共处一室，互动会比个体治疗复杂。伴侣咨询常会陷入三角关系，双方都认为自己才是对的，他们不但这么说，还要求咨询师评理，使气氛火爆。在我早期的治疗工作里，曾经有丈夫和太太都不想要我和他们客观讨论彼此的歧见，而且不断激化冲突，以至于柜台职员不得不在候诊室里放点轻音乐，最后我只好结束治疗。

　　叙事治疗特别适用于伴侣咨询，通过多元的观点，了解真实的多面性及对相同经验的不同叙说方式。（但这并不意味着在经过仔细检视后，每段叙说都跟其他叙说一样可靠。）对冲突中的伴侣咨询时，鼓励他们发展生活和关系的多层面的故事是好的开始。这并非在发表后结构主义的理论，而是在治疗室里运用特定技巧，让新的观点形成。现在，我会在治疗开始前先设定规则，取得双方同意，包括要求我在跟每个人谈话时，另一人要安静地倾听、记录、不可打断谈话。这可以避免另一个人在听到一半时就急着插入自己的想法，有时我发现光是如此就足以营造较好的气氛，创造同理、了解的氛围。（Sheehan, 1997；Freedman and Combs, 2002）。

　　在双方都说明了他们对关系困境的看法，并就对方所言发表意见后，我继续采用叙事治疗中外化问题的技巧（例如"你们彼此间的疏远"，而非"你们的沟通问题"），接着从这对伴侣过去的相处史中寻找特殊意义事件，并询问对他们各自的意义。我所有的目标都在协助这对伴侣重新联结关系中正向的部分，而这往往因为彼此的问题而被抛在一边或隐而未现——大致来说，就是详细叙说关系中"好的故事"，因为"坏的故事"已经有两种版本的叙说了（Ziegler and Hiller, 2001）。经由两人间获得改善的气氛，以及从较好的过去与现在偶尔出现的好时光，引发这些好的故事，如此将促使他们发现、命名和想出属于自己的解决方法（过去我们会不带孩子，只有两人定期出去吃饭——也许我们还可以这么做），逐渐推翻互相指责、埋怨与怨恨的恶性循环，而建立对彼此同理与理解的良性循环。当进行伴侣咨询时，我也常常就根植于文化中有关性别的假设、角色刻版印象及关系规范进行解构式对话，因为这些因素会对伴侣关系产生破坏性的影响（Freedman and Combs，2002；White，2004a）。

由于我仍未咨询过同性恋伴侣，因此以下的叙说乃取自我与异性恋伴侣的咨询实例。其中许多的理念和技巧均可运用于治疗失和的手足、朋友和同事等。

苏和理查德

苏和理查德的医生转介他们时，称他们为"紧急案例"——这种分类通常意指来访者有自杀意念。转介信上写道，这对伴侣花了很多心血成功地经营了一家中国餐厅，但他们的关系陷入了困境，正考虑分手，只维持生意上的伙伴关系。苏特别沮丧，两人目前都在服用抗抑郁剂。

在第一次咨询时，理查德说苏来自香港，原是他在英国餐饮学院的学生，之后他们相恋，并开始经营一家旅馆。

繁忙的工作曾让理查德离去，但随后为了解决某些问题再次回来，卖掉旅馆，买下现在经营的餐厅。他负责人事，而苏则负责厨房。一年前，他注意到苏的变化，她刻意跟他保持距离，而且工作漫不经心，以至于他必须负担她的部分工作。最近，她告诉理查德，她爱上了餐厅里只有暂时居留权的中国籍助理。

理查德很绝望，怀疑这个男人在利用苏以便能留在英国，但为了事业及生计，他必须继续和苏保持关系。他们陷入了痛苦和困境中。

当理查德说话时，苏在旁边安静地哭泣，但随即镇静下来，表达她对事情的看法。过去很多时候她并不快乐，她说理查德对她吼叫，让她觉得在他眼中，她什么事情都做不好。4年前她曾考虑离婚，但旋即打消此意。有时候他们会就与彼此的关系进行沟通，但没什么进展。她害怕理查德，他酗酒又掌控着财务，这更让她深觉无力。她想生小孩，但他说他们负担不起，她也想强迫他恢复性生活。助理是个好人，对她尊重又体贴——两人都感受到了对彼此的吸引。现在一切浮上台面，他们没法再碰面，而她真的很想念他的关心。

我们同意把问题称为"彼此之间增加的鸿沟"。我感谢他们毫无保留的叙说，也体会到他们的痛苦就好像在此刻正在上演。我说我想要问一些问题，而他们也同意了。

我并未就他们描述的困难点寻找解决的方法，反而问了一些能找出特殊意义事件线索的问题。我邀请他们叙说相爱和婚姻中的喜悦与乐趣。我问理查德，放弃稳定的教师工作和苏一起经营生意，还有苏决定不回香港，选择和家人分开，留在英国并嫁给大她十几岁的人，这对他的意义是什么？无论多么难过，理查德仍决定回到苏身边，而苏也不想离婚，这对他的意义又是什么？跟其他夫妻大不相同的是，他们会谈论彼此的问题，这又代表着什么意义？纵使曾对某人动情，苏仍想跟理查德在一起，而理查德也接纳她，这又有什么含义？决定前来治疗而非分居的意义是什么？在叙说他们早期的相处时光及回答我的问题后，苏和理查德开始叙说之前被忽略的有关爱、承诺与坚定的支线故事。

这次咨询结束后，在我的提议下，他们都愿意尝试改变。苏说除非工作需要，否则她不会再跟助理联络，理查德说他会少对她咆哮。

我想要读者记得的重点是，在咨询过程中，我并未要这对伴侣改变关系。整个咨询都用来重述有关他们关系的故事，以及未来可能的发展。我在咨询中进行引导，确保每个人都有时间说话而不被打断，并要求另一人倾听、做笔记，检视并摘要双方说的话。改变与解决的方式留待理查德和苏在治疗室外的共同私人时间讨论。

我将概述接下来的咨询，重点在苏和理查德如何在第一次的咨询中重构他们的关系。稍早的咨询还是有痛苦和危机感，但也有我勾勒出的正向愿景。特别的是，这对伴侣能认识到过去未受觉察的性别权力议题，了解威权是彼此关系的阻碍因素。在大学时期，苏就反对自己文化中女性所处的次要地位，认同西方的女权主义思想，但却发现父权思想在这个国家仍存在，她的丈夫喜欢在关系、婚姻和生意上扮演教师和专家的角色。由于他们工作和家庭生活上都在一起，因此，她根本无法逃离他支配的态度与高高在上的姿态。理查德把他的态度解释成对苏和生意的真诚关心与照顾。他认为苏对某些地方真的不够了解——例如，她对餐厅员工太容忍也太有礼貌，因此失去了员工们的尊敬，让他们变得懒散及缺乏效率。对苏而言，她认为理查德对员工太凶，所以他们都少做少错。在治疗期间，他们开始注意倾听彼此的观点，修正他们在生意上的行为——苏要更有自信地指导员工，而理查德也不要那么霸道。当这些改变延伸到他们的私人关系中时，带来了正向的效果。

第二次咨询：苏说理查德不再跋扈，在心情沮丧的时候，她会寻求他的安慰，这让彼此都很惊喜。她决定留在理查德身边，不再想助理的事。

第三次咨询：他们同意多沟通，理查德的压力减少了，脾气也得到控制。虽然会造成某些问题，他还是解雇了助理，苏不再与他联系。在这次的咨询里，谈话并不仅限于生意上的问题，两人都觉得情况改善了25%。

第四次咨询：两人都放松了许多，理查德不再"吼叫"——在这次的咨询里，苏称之为"批评"，而非"大声讲话"，这也澄清了理查德跟我对此的误解（理查德坚称他没有对苏吼叫）。理查德为他不当批评苏而道歉，苏告诉理查德她爱他。理查德不再强迫苏跟他做爱，他现在了解用性来改善关系是错误的、男性文化本位的解决方式。他开始有生小孩的想法，知道苏工作很努力，他也"为她感到骄傲"——听起来还是具独占性的意味，不过，跟他之前习惯批评的态度比较起来正面多了。苏恢复了她的社交生活，给自己更多时间放松而不会有罪恶感或被批评，在忙碌时也不觉得有压力。但她反而不确定是否要生小孩，也许养只小狗就已足够成为苏表达温情需求的出口了。

第五次咨询：发生了挫折，苏又失眠了，还做了跟餐厅有关的噩梦，理查德对员工发脾气。然而两人都能尽快恢复正常，在家里讨论过后，把这些事件视为复原过程必经的起伏。理查德送给苏一只狗，作为惊喜的礼物。这并不容易，因为理查德几乎是在违背自己意愿的状况下，买狗送给她的。但很快，他和苏就跟小狗打成了一片。

第六次咨询：这次的咨询主题大多是餐厅，苏和理查德渐渐觉得生活回到了常轨，彼此有亲密的拥抱。理查德现在和苏一样，能够享受工作之外的时光，而不会觉得焦虑或有罪恶感。他们承认关系已改善了65%，并要求我告诉医生，他们已经"回归正常"。治疗也在此刻画下句点。

稍后我收到他们亲笔写的信："我们……从很糟的情况走向充满希望的未来，每一天的每一件事都在渐入佳境！这真是笔墨难以形容的！"在最近的一封信里，我希望他们能同意将他们的故事放在本书里，他们也提到他们的生活越来越好——而且他们正期待小宝宝的诞生！

爱德华和哈里特

哈里特的医生在转介信上写道，她有头痛、疲倦、体重减轻、睡眠不足以及无法享受乐趣等症状，她的丈夫健康状况不佳，也处于抑郁中。他们有一个多重障碍的女儿，是哈里特与前夫所生的，她部分时间在家里，部分时间在疗养院中。哈里特的父亲病得很重，可是除了爱德华和哈里特之外，没有其他可靠的亲人可以帮忙。

在第一次咨询中，哈里特确认了医生的诊断，并说她还有多发性硬化症，虽已获得控制，但仍令她焦虑。我问她，在所有困扰中，她最想讨论哪一个。我得到的回答是没有，她没有告诉医生她最在意的困扰。5年前她曾有外遇，在当时感觉似乎很不真实，直到现在，她仍不想离婚。

爱德华曾怀疑她外遇，但哈里特本能地否认了；从此，关系中开始了一连串的欺瞒，爱德华接受了她的保证。外遇持续了几个月，后来爱德华和哈里特到西班牙度假，哈里特的情人再次打手机给她，哈里特跟爱德华说，那是一位女性朋友，他也接受了她的说辞。年末，爱德华终于发现了她外遇的线索，跟她对质后真相大白。他深受打击，哈里特的外遇在此时画下了句点，两人之间紧张的关系在几年之后也趋于缓和。

爱德华为了他们的女儿留下，但他们完全停止了性生活，而让人期待的假期也往往因西班牙事件的回忆而终止。他们曾因女儿的关系共同经历了很多事，为她争取社会福利，陪伴她度过危机。哈里特告诉我，她对这段外遇、谎言和欺骗深感后悔，她愿意做任何事让时光倒流。她深爱并尊敬她的丈夫，更感激他没有忘记照顾继女的承诺。

哈里特的懊悔发自内心，为了他们深爱的女儿，他们尝试过许多方法，这是这次咨询中仅有的特殊意义事件。我想，爱德华是否知道她有多懊悔呢？哈里特也不知道，他们从不提及此事。经过讨论后，我们都认为伴侣咨询是较适当的，如果爱德华愿意的话，我跟他可以先从个体治疗开始。

下一次咨询时，爱德华独自前来，印证了哈里特的说法。他说他自己是一个脚踏实地的男人，但他却一直想着哈里特外遇的影像，特别是她跟情人在床上的画面。每一次他想和哈里特温存时，这些生动又令人沮丧的画面就让他没法继续下去。其他挥之不去的影像包括他是如何揭穿这段外遇的，这真是一个悬疑且吓人的"灵异"经验。那天当他在桌前忙碌时，他听到一个声音叫他到海索普的城堡去，那是一个遥远的海边村庄。他不理会这个声音，可是这个声音却一直呼唤着他。这听起来荒谬而可怕，因为爱德华曾开车经过海索普几次，他很确信那里没有什么城堡之类的建筑。但这个声音不肯罢休，所以爱德华就像变了个人似的，离开工作岗位直奔那个村庄——没有城堡，他告诉自己实在愚蠢极了，便开车到镇上绕一绕，看到了一间名叫"城堡"的小旅馆。就在那个时候，他看到哈里特和她的情人手挽着手从旅馆中走出来。这些回忆和相关画面从此萦绕于心头，挥之不去。他曾爱着哈里特，但自从那事件后，他不再"钟情"于她了。他不相信她没有其他的外遇，也不相信她以后不会再有外遇，虽然他自己也不是很确定。

我们花了一些时间谈他们之间的共同点，还有什么可以提醒他们还爱着对方，以及这些事情所代表的意义。我特别问了很多有关他们对女儿的爱，以及这如何成为他们生活的重心。我引导爱德华再次检视"爱"（loving）和"钟情"（being in love）两者之间的区别，他回答说后者比较重要。两者有什么不同呢？何者较有价值、较能持久？爱会以何种行动来表示？尽管有真正的问题存在，他对继女的付出是不是也说明他还是有能力去爱的？他对继女的爱如何显示了他对哈里特的爱？这次的咨询就在这类的对话中结束。爱德华告诉我，结束咨询后他和哈里特曾沟通过，相拥而泣，并决心重新开始。

间隔了 5 周后，两人进行了伴侣咨询。这对伴侣详细地描述了他们在外遇事件发生前后的这些年来如何相互支持，不只是为了女儿，还有各自的疾病。他们现在发现了牵手的喜悦（这对爱德华记忆中哈里特和情人手牵手从旅馆中走出来的画面尤具意义），而且又可以一同开怀大笑了。

我请他们轮流告诉我，他们觉得对方喜欢和欣赏自己的是什么？这种促进同理心的技巧是从艾普斯顿的内化他人问句变化而来的（Epston, 1998），可以丰富、欣赏和了解彼此的故事。在第二次伴侣咨询结束时，我认为他们已经准备好再次开始性生活，能够享受家中愉悦轻松的气氛，共同体验日常生活之美，也可以安心入睡了。

在咨询后，纠缠爱德华的画面消失了，他们都毋须再服用抗抑郁剂。我问他们在重新获得快乐的所有方法中哪一个是最重要的。他们的回答出乎我意料——他们买了新的餐桌。他们看出我的迷惑，于是解释说，过去他们都是坐在沙发上看电视吃晚餐的，现在他们决定改变这个习惯，每天晚上使用这张新餐桌，把晚餐当作特别的时间，享受彼此的陪伴，谈天说地，笑声不断。

他们决定不再进行治疗，所以我们互道再见，我还向他们保证，餐桌疗法一定会被运用在我未来的治疗工作上。

附录：在联合督导中使用叙事治疗的练习一则

阅读和实践的差距

阅读并不是非常有效的"做中学"方式——因此，我要如何协助读者尝试叙事治疗的理念？训练的课程虽已逐渐增加，但可能碍于交通或财务的因素无法负担。我认为，与其单打独斗地去学习和平常习惯的实践工作不同的叙事治疗，读者可能更喜欢与同事一起进行以叙事方法为基础的"共同督导"。

这个练习活动大约需要3小时，改编自彼得·艾默生（Peter Emerson）于杜尔威奇中心发展自帕姆·兰伯特（Pam Lambert）与迈克尔·怀特的训练模式。可参阅怀特的《联系、矛盾、叙事与想象》（*Experience, Contradiction, Narrative and Imagination*）一书（Epston and White, 1992）的第四章。

指导语是制式的，因此，由它们所引导的对话免不了有些许的不自然或刻板。这个叙事概念的练习并未存在太大的弹性、变化、创意，也未注重发展新的工作方式，只专注在一定范围内的技巧上。然而，我希望参与此项练习的读者可以将叙事精神灵活运用起来。

传统的督导是由治疗师讨论实际工作中碰到的问题，而不是讨论工作上令他们快乐的部分。此种督导方式会增强咨询师对专业能力的怀疑。而这个练习会让督导者和咨询师采取和传统督导不同的历程，指出治疗师的实际工作中具有的特殊意义事件，以及拥有创造支线故事或自我故事的能力。治疗师被鼓励找出个人和专业的意义，以丰富实践工作，肯定治疗师的能力，并将之转换到其他的治疗情境中。

这种督导是叙事性的，因此，治疗师应该讨论的是目前或过去实践工作中惯用的方法。

讨论的主题应是真实的案例，并且应诚实回答督导者的问题。带着探索的步调，督导者可以看"小抄"，让问题与答案不断地重复或重新表述。每个人都可以在讨论过程中要求暂停或作以说明。时间不是最重要的，所进行的时间可能会多多少少和预定的时间不相符。

架构

每个成员选一些近期的咨询经验，演练给协同督导者，其中应包含一次或多次的咨询过程，主要选取对来访者有帮助的部分。

1. 每位同事轮流担任督导者与治疗师约一小时，督导者提出了下列问题，并鼓励治疗师完整且详细地回答，在必要时可随机应变，询问更多的问题。

2. 首次的督导段落结束后，在角色交换之前可以短暂休息，接着要对是在首次督导后立即讨论，还是在完成所有的过程后再进行讨论取得共识。

3. 结束练习的讨论和后续练习的指导语如下，但参与者可以再加以扩展延续。

单次督导过程顺序

1.（15~20分钟）：治疗师简短陈述来访者目前的问题，接着叙述在目前治疗中，治疗师做或说了什么对来访者有帮助。

2.（30~40分钟）：当治疗师完成陈述后，督导者询问下列问题，听听治疗师的回答，接着再询问更多的问题以引导出更完整、详细的答案。

a. 对于治疗成功的部分，你是否可以叙述得更详细些？

b. 过去成功的治疗经验如何在你目前的实践工作中引导出了这些特

殊意义事件？

  c. 在这个人的咨询过程中，它是如何激发你的想象力的？

  d. 你认为这些特殊意义事件反映出你自己是什么样的治疗师？

  e. 你认为这些特殊意义事件如何展现出了你独特的咨询风格？

  f. 这些特殊意义事件为你和这位来访者指出了什么样的未来咨询方向？这对其他咨询工作又带来什么样的启发？

  g. 你认为这位来访者对你的咨询工作最欣赏的是哪一部分？

讨论重点

  1. 这次咨询中所展现的身为一位咨询师的能力及技巧，会让你感到讶异吗？

  2. 与讨论问题和失败相比，这次督导中显现出的这些特质，给你的感觉是什么？

  3. 有多少成功咨询的记忆因为这个练习又被重新回想起来了？

  4. 你从这次练习中学到了哪些以往从阅读中无法厘清的叙事观？

  5. 有哪些关于叙事治疗的问题是你要进一步探讨的？

后续

  完成这些练习后：

  1. 督导者可以为每位治疗师写下 A4 纸大小的摘要，说明在督导中产生的特殊意义事件，以及治疗师从中发现的意义。

  2. 或是由每位治疗师写下约 A4 纸大小的摘要，说明他在督导过程中产生的特殊意义事件以及所得到的启发。

  参与者可能希望安排更多的时间讨论这些文件。它们是否准确地反映了督导的状况？它们激发了什么想法？这些文件及这整个督导过程对接下来的治疗有何影响？

  我也欢迎读者通过电子邮件（martin. pyne@ which. net）跟我一起讨论这些练习。

参考文献

Adams, Richard and Hooper, Max (1975/1976) *Nature Through the Seasons*. Harmondsworth: Penguin Books.
Amis, Kingsley (1986) *The Old Devils*. London: Hutchinson.
Amis, Martin (1991) *Time's Arrow*. London: Vintage.
Andersen, Tom (1987) 'The reflecting team; dialogue and meta-dialogue in clinical work', *Family Process*, 26 (4): 415–28.
Anderson, H. (1997) *Conversation, Language and Possibilities: a Postmodern Approach to Therapy*. New York: Basic Books.
Anderson, H. and Goolishian, H. (1988) 'Human systems as linguistic systems', *Family Process*, 27 (4): 371–93.
Angus, Lynne E. and McLeod, John (eds) (2004a) *The Handbook of Narrative and Psychotherapy*. Thousand Oaks, CA: Sage.
Angus, Lynne E. and John McLeod (2004b) 'Toward an integrative framework for understanding the role of narrative in the psychotherapy process', in Lynne E. Angus and John McLeod (eds) *The Handbook of Narrative and Psychotherapy*. Thousand Oaks, CA: Sage.
Arulampalam, Shanti, Denborough, David, Perera, Lara, de Mel, Sathis and White, Cheryl (2005) 'Responding to the tsunami', *International Journal of Narrative Therapy and Community Work*, 2005 (2).
Archer, John and Lloyd, Barbara (2002) *Sex and Gender*. Cambridge: Cambridge University Press.
Ashley, Bernard (2005) *Ten Days to Zero*. London: Orchard Books.
Barthes, Roland (1957/1993) *Mythologies*. London: Jonathan Cape.
Barthes, Roland (1966/1988) 'Introduction to the structural analysis of narratives', in Roland Barthes, translated by Richard Howard *The Semiotic Challenge*. Oxford: Basil Blackwell.
Barthes, Roland (1968) 'The Death of the Author', in R. Barthes, ed. Stephen Heath (1977) *Image-Music-Text*. London: Fontana.
Behan, Christopher (2003) 'Rescued speech poems: co-authoring poetry in narrative therapy', Dean Lobovits, David Epston and Jennifer Freeman (pubs.) www.narrative-approaches.com/narrativepapers/behan
Belsey, Catherine (2002) *Poststructuralism: a Very Short Introduction*. Oxford: Oxford University Press.
Benjamin, A. (1974) *The Helping Interview*. Boston: Houghton Mifflin.
Bird, Johnella (2004) *Talk That Sings*. Auckland: Edge Press.
Brammer, M. (1973) *The Helping Relationship*. Englewood Cliffs, NJ: Prentice-Hall.
Bruner, Jerome (1986) *Actual Minds, Possible Worlds*. Cambridge, MA: Harvard University Press.
Bruner, Jerome (1987) 'Life as narrative', *Social Research*, 54 (12): 11–32.
Bruner, Jerome (1990) *Acts of Meaning*. Cambridge, MA: Harvard University Press.
Burnham, John (1986) *Family Therapy*. London: Routledge.

Buzugbe, P. (2005) Personal communication.
Carey, Maggie and Russell, Shona (2002) 'Externalising: commonly asked questions', *International Journal of Narrative Therapy and Community Work*, 2002 (2): 76–84.
Carlson, Jay (2004) 'Brief integrative therapy for individuals and couples', in Stephen Madigan (ed.) *Therapy from the Outside In*. Vancouver: Yaletown Family Therapy. pp. 75–82.
Cecchin, Gianfranco (1988) 'Address to Association for Family Therapy', *Context*, 8 (4): 7–10.
Cobley, Paul (2001) *Narrative*. London; Routledge.
Culler, Jonathan (1997) *Literary Theory: a Very Short Introduction*. Oxford: Oxford University Press.
Dawkins, Richard (2003) *A Devil's Chaplain*. London: Weidenfeld and Nicolson.
de Shazer, Steve (1985) *Keys to Solution in Brief Therapy*. New York: W. W. Norton.
de Shazer, Steve (1988) *Clues: Investigating Solutions in Brief Therapy*. New York: W. W. Norton.
de Shazer, Steve (1991) *Putting Difference to Work*. New York: W. W. Norton.
Dolan, Yvonne (1991) *Resolving Sexual Abuse*. New York: Norton.
Eagleton, Terry (1996) *Literary Theory*. (2nd edition). Minneapolis: University of Minnesota Press.
Easton, S. and Plant, B. (1998) 'Practical approaches: clients' notes – how long should we keep them?', *Counselling*, 9 (3): 188–90.
Epston, David (1989) *Collected Papers*. Adelaide: Dulwich Centre Publications.
Epston, David (1998) *Catching Up With David Epston*. Adelaide: Dulwich Centre Publications.
Epston, David and White, Michael (1992) *Experience, Contradiction, Narrative and Imagination*. Adelaide: Dulwich Centre Publications.
Foucault, Michel (1963) *The Birth of the Clinic*, trans. A.M. Sheridan (1973). London: Routledge.
Foucault, Michel (1984) *The Foucault Reader*, ed. P. Rabinow. London: Penguin.
Fox, Hugh (2003) 'Using therapeutic documents; a review', *International Journal of Narrative Therapy and Community Work*, 2003 (4): 26–36.
Fransella, F. and Jones, H. (1996) 'Personal Construct Counselling', in Stephen Palmer, Sheila Dainow and Pat Milner (eds) *Counselling: The BAC Counselling Reader*. London: Sage.
Freedman, G. and Combs, J. (1996) *Narrative Therapy: the Social Construction of Preferred Realities*. New York: Norton.
Freedman, G. and Combs, J. (2002) *Narrative Therapy with Couples – and a Lot More*. Adelaide: Dulwich Centre Press.
Freud, S. (1917) *Introductory Lectures on Psychoanalysis*, trans. J. Strachey (1963). London: Penguin.
Garske, J.P. and Anderson, T. (2003) 'Toward a science of psychotherapy research: present status and evaluation', in S.O. Lilienfeld, S.J. Lynn and J.M. Lohr (eds) *Science and Pseudoscience in Clinical Psychology*. New York: Guilford Press.
Gass, C. and Nichols, W. (1988) 'Gaslighting: a marital syndrome', *Contemporary Family Therapy*, 10 (1): 3–16.
Geertz, Clifford (1973) *The Interpretation of Cultures*. New York: Basic Books.
Geertz, Clifford (1983) *Local Knowledge*. New York: Basic Books.
Geertz, Clifford (1995) *After the Fact*. Cambridge, MA: Harvard University Press.
Geertz, Clifford (2000) *Available Light*. Princeton, NJ: Princeton University Press.
Georgopolou, Victoria (2004) 'Constructing casenotes with clients', *Context*, Feb 2004.
Gergen, Kenneth J. (1982/1994) *Toward Transformation in Social Knowledge*. London: Sage.
Gergen, Kenneth (1992) 'Towards a postmodern psychology', in S. Kvale (ed.) *Psychology and Postmodernism*. London: Sage.

Gergen, Kenneth (1999) *An Introduction to Social Construction*. London: Sage.
Gergen, Kenneth (2001) *Social Construction in Context*. London: Sage.
Gergen, Kenneth and Davis, Keith (eds) (1985) *The Social Construction of the Person*. New York: Springer Verlag.
Ghirardo, Diane (1996) *Architecture after Modernism*. London: Thames and Hudson.
Gilligan, Carol (1982) *In a Different Voice*. Cambridge, MA: Harvard University Press.
Gilligan, Stephen and Price, Reese (eds) (1993) *Therapeutic Conversations*. New York: W.W. Norton.
Goffman, Erving (1961) *Asylums*. London: Penguin.
Hammersley, D. and Beeley, L. (1992) 'The effects of medication on counselling', *Counselling*, 3 (3): 162–40.
Harré, Rom (1998) *The Singular Self*. London: Sage.
Hare-Mustin, R. and Maracek, J. (1994) 'Feminism and postmodernism: dilemmas and points of resistance', *Dulwich Centre Newsletter*, 4: 13–19.
Hedtke, Lorraine and Winslade, John (2004) *Re-membering Lives*. New York: Baywood.
Hewson, Daphne (1991) 'From laboratory to therapy room: practical questions for redirecting the "new-old" story', *Dulwich Centre Newsletter*, 3: 5–12.
Hobson, R. (1985) *Forms of Feeling*. London: Tavistock.
Hoggart, Richard (1953) *The Uses of Literacy*. London: Chatto and Windus.
Horowitz, M.J., Wilber, N. and Alvarez, W. (1979) 'Impact of event scale: a measure of subjective distress', *Psychosomatic Medicine* (41): 209–18.
Hoyt, M.F. (ed.) (1996) 'On ethics and the spiritualities of the surface: a conversation with Michael White', in *Constructive Therapies*. New York: Guilford Press.
Iser, Wolfgang (1974) *The Implied Reader*. Baltimore, MD/London: Johns Hopkins Press.
Iser, Wolfgang (1978) *The Act of Reading*. Baltimore, MD/London: Johns Hopkins Press.
Jenkins, Alan (1990) *Invitations to Responsibility*. Adelaide: Dulwich Centre Publications.
Kaufman, J. and Zigler, E. (1987) 'Do abused children become abusive parents?', *American Journal of Orthopsychiatry*, 57: 186–92.
Kearney, R. (1991) 'Post-modernism', in J.O. Urmson and J. Réé (eds) *The Concise Encyclopedia of Western Philosophy and Philosophers*. London: Routledge.
Kvale, S. (ed.) (1992) *Psychology and Postmodernism*. London: Sage.
Law, Ian (1994) 'Adopting the principle of pro-feminism', *Dulwich Centre Newsletter*, 2/3: 40–3.
Law, Ian and Madigan, Stephen (eds) (1998) *Praxis*. Vancouver: Yaletown Family Therapy.
Leavis, F.R. (1943) *Education and the University*. London: Chatto and Windus.
Leavis, F.R. (1972) *Two Cultures? The Significance of Lord Snow*. London: Chatto and Windus.
Lyotard, J.R. (1979) *The Postmodern Condition: a Report on Knowledge*, trans. G. Bennington and B. Massumi. Minneapolis: University of Minnesota Press.
McLean, Christopher (1995) 'Reclaiming our stories, reclaiming our lives', *Dulwich Centre Newsletter*, special edition.
McLeod, John (1997) *Narrative and Psychotherapy*. London: Sage.
McPhee, Lisa and Chaffey, Chris (1999) 'The Journey of a lifetime: group work with women who have experienced sexual assault', in David Denborough and Cheryl White (eds) *Extending Narrative Therapy*. Adelaide: Dulwich Centre Press.
Madigan, Stephen (1998) 'Destabilising Identities of Depression and Retirement', in Ian Law and Stephen Madigan (eds) *Praxis*. Vancouver: Yaletown Family Therapy.
Madigan, Stephen (1999) *The Politics of Identity: Considering Community Discourse in the Externalising of Internalised Problem Conversations*. (www.yaletownfamilytherapy.com).
Madigan, Stephen (ed.) (2004) *Therapy From the Outside In*. Vancouver: Yaletown Family Therapy.
Maslow, Abraham A. (1954) *Motivation and Personality*. New York: Harper and Row.

Meares, Russell (2000) *Intimacy and Alienation*. London: Routledge.
Mearns, D. and Thorne, B. (1999) *Person-centred Counselling in Action*. 2nd edition. London: Sage.
Meichenbaum, Donald (1994) *A Clinical Handbook/Practical Therapist Manual for Treating Adults with Post Traumatic Stress Disorder*. Waterloo, Ontario: University of Waterloo Press.
Myerhoff, Barbara (1986) 'Life not death in Venice', in V.W. Turner and F.M. Bruner (eds) *The Anthropology of Experience*. Chicago: University of Illinois Press.
Nelson, K. (1989) *Narratives from the Crib*. Cambridge, MA: Harvard University Press.
Nelson-Jones, Richard (1983) *Practical Counselling Skills*. London: Cassell.
Opie, Iona and Opie, Peter (1967) *The Lore and Language of Schoolchildren*. Oxford: Clarendon Press.
Ossario, Peter (1985) 'An overview of descriptive psychology', in K.J. Gergen and K.E. Davis (eds) *The Social Construction of the Person*. New York: Springer Verlag.
Palazzoli, M.S., Cecchin, G., Prata, G. and Boscolo, L. (1980) 'Hypothesizing – circularity – neutrality: three guidelines for the conduct of the session', *Family Process*, 19: 3–12.
Parker, Ian (ed.) (1999) *Deconstructing Psychotherapy*. London: Sage.
Parker, I., Georgaca, E., Harper, D., McLaughlan, T. and Stowell-Smith, M. (1995) *Deconstructing Psychopathology*. London: Sage.
Parry, Alan and Doan, Robert E. (1994) *Story Re-visions: Narrative Therapy in the Postmodern World*. New York: Guilford Press.
Payne, Martin (1993) 'Down-under innovation: a bridge between person-centred and systemic models?', *Counselling*, 4 (2), reprinted in *Counselling: the BAC Counselling Reader* (1996). London: Sage.
Pinker, Stephen (2002) *The Blank Slate*. London: Penguin Books.
Polkinghorne, Donald (1988) *Narrative Knowing and the Human Sciences*. New York: State University Press.
Rabinow, Paul (ed.) (1984) *The Foucault Reader*. London: Penguin.
Radford, Tim (1999) 'Baby talk shows skills with speech are in-built', *Guardian*, 1 January.
Ricoeur, Paul (1984) *Time and Narrative*. Chicago: University of Chicago Press.
Robbe-Grillet, Alain (1957) *La Jalousie*. Paris: Les Éditions de Minuit.
Rogers, Carl (1951) *Client-centered Therapy*. London: Constable.
Rogers, Carl (1961) *On Becoming a Person*. London: Constable.
Rosen, S. (1982) *My Voice Will Go with You: the Teaching Tales of Milton H. Erikson*. New York: Norton.
Russell, Shona and Carey, Maggie (2003) 'Outsider witness practices: some answers to commonly asked questions', *International Journal of Narrative Therapy and Community Work*, 2003 (1): 3–16.
Scott, M.J. and Stradling, S.C. (1992) *Counselling for Post Traumatic Stress Disorder*. London: Sage.
Sheehan, Jim (1997) Personal communication.
Sheehan, Jim (1999) 'Liberating narrational styles in systemic practice', *Journal of Systemic Therapies*, 18 (3): 1–18.
Shotter, John (1985) 'Social accountability and self-specification', in K.J. Gergen and K.E. Davis (eds) *The Social Construction of the Person*. New York: Springer Verlag.
Shotter, John (1991) 'Consultant re-authoring: the "making" and "finding" of narrative constructions', paper presented at the Houston–Galveston Conference on Narrative and Psychotherapy: New Directions in Theory and Practice, Houston TX.
Simblett, G. (1997) 'Narrative Approaches to Psychiatry', in Gerald Monk, John Winslade, Kathie Crockett and David Epston (eds) *Narrative Therapy in Practice*. New York: Jossey-Bass.

Smith, Pam Burr (2005) 'Good answers to bad invitations', *International Journal of Narrative Therapy and Community Work*, 2005 (1): 23–30.

Speedy, J. (2004a) 'Using therapeutic documents in narrative practices', in G. Bolton, S. Howlett, C. Lago and J. Wright (eds) *The Writing Cure: an Introductory Handbook of Writing in Counselling and Therapy*. London: Routledge.

Speedy, J. (2004b) 'Using poetic documents in narrative therapy', in Dean Lobovits, David Epston and Jennifer Freeman (pubs) *Narrative Approaches*. www.narrativeapproaches.com/narrativepapers

Speedy, Jane, Thompson, Gina and anonymous contributors (2004) 'Living a more peopled life; definitional ceremony as inquiry into psychotherapy outcomes', *International Journal of Narrative Therapy and Community Work*, 2004 (3): 43–53.

Spence, Donald P. (1982) *Narrative Truth and Historical Truth*. New York: Norton.

Sue, Brigitte and Mem, Veronika (1997) 'Companions on a journey', *Dulwich Centre Newsletter*, 1997 (1).

Sykes Wylie, Mary (1994) 'Panning for gold', *Networker*, November/December: 40–9.

Tavris, Carol (2003) Foreword to Scott O. Lilienfeld, Steven Jay Lynn and Jeffrey M. Lohr (eds) *Science and Pseudoscience in Clinical Practice*. New York: Guilford.

Tomm, K. (1989) 'Externalizing the problem and internalizing personal agency', *Journal of Strategic and Systemic Therapy*, 8 (1): 54–8.

Turner, B.S. and Hepworth, M. (1982) *Confessions: Studies in Deviance in Religion*. London: Routledge, Kegan and Paul.

Turner, Victor W. and Bruner, Edward M. (eds) (1986) *The Anthropology of Experience*. Chicago: University of Illinois Press.

Warren-Holland, S. (1998) 'Practical approaches: referral letters', *Counselling*, 9 (2): 96–7.

Weingarten, Kaethe (2003) *Common Shock*. New York: Dutton.

Welch, Sharon D. (1990) *A Feminist Ethic of Risk*. Minneapolis: Fortress Press.

West, Wendy R. (2005) 'Some early impressions in the aftermath of Hurricane Katrina', *International Journal of Narrative Therapy and Community Work*, 2005 (3&4)

White, Michael (1989) *Selected Papers*. Adelaide: Dulwich Centre Publications.

White, Michael (1991) in *Dulwich Centre Newsletter*, 1991 (3).

White, Michael (1993) 'Commentary: the histories of the present', in S. Gilligan and R. Price (eds) *Therapeutic Conversations*. New York: Norton.

White, Michael (1995a) *Re-authoring Lives: Interviews and Essays*. Adelaide: Dulwich Centre Publications.

White, Michael (1995b) *Externalizing Conversations Exercise*. Adelaide: Dulwich Centre Publications.

White, Michael (1996) 'On ethics and the spiritualities of the surface', in M.F. Hoyt (ed.) *Constructive Therapies*. New York: Guilford Press.

White, Michael (1997a) Personal communication.

White, Michael (1997b) *Narratives of Therapists' Lives*. Adelaide: Dulwich Centre Publications.

White, Michael (1999) Personal communication.

White, Michael (2000) *Reflections on Narrative Practice*. Adelaide: Dulwich Centre Publications.

White, Michael (2002) 'Addressing personal failure', *International Journal of Narrative Therapy and Community Work*, 2002 (3): 33–76.

White, Michael (2004a) *Narrative Practice and Exotic Lives*. Adelaide: Dulwich Centre Publications.

White, Michael (2004b) 'Working with people who are suffering the consequences of multiple trauma', *International Journal of Narrative Therapy and Community Work*, 2004 (1): 45–76.

White, Michael (2004c) Personal communication.
White, Michael and Epston, David (1990) *Narrative Means to Therapeutic Ends*. New York: Norton.
Wilkinson, Mary (1992) 'How do we understand empathy systemically?', *Journal of Family Therapy*, 14 (2): 193–205.
Wilkinson, Mary (1999) Personal communication.
Winslade, John and Monk, Gerald (2001) *Narrative Mediation: a New Approach to Conflict Resolution*. San Francisco: Jossey-Bass.
Wordsworth, William (1904) *The Poetical Works of William Wordsworth*, ed. T. Hutchinson and E. de Selincourt. Oxford: Oxford University Press.
Young, Peter (2004) Personal communication.
Ziegler, Philip and Hiller, Tobey (2001) *Recreating Partnership*. New York: W. W. Norton.
Zimmerman, J.L. and Dickerson, V.C. (1993) 'Bringing forth the restraining influence of pattern in couples therapy', in S. Gilligan and R. Price (eds) *Therapeutic Conversations*. New York: W. W. Norton.
Zimmerman, J.L. and Dickerson, V.C. (1996) *If Problems Talked: Narrative Therapy in Action*. New York: Guilford Publications.

Note: Dulwich Centre Publications are available from the Dulwich Centre, Adelaide, South Australia and from distributors in many other countries. Please see this book, Postscript, for contact details.